グループ
対人関係療法
うつ病と摂食障害を中心に

INTERPERSONAL PSYCHOTHERAPY FOR GROUP

デニス・E・ウィルフリィ
Denise E. Wilfley

K・ロイ・マッケンジー
K. Roy MacKenzie

R・ロビンソン・ウェルチ
R. Robinson Welch

バージニア・E・エアズ
Virginia E. Ayres

マーナ・M・ワイスマン
Myrna M. Weissman
［著］

水島広子
Mizushima Hiroko
［訳］

創元社

目次

● 第1部 ●
導入、背景、理論

第1章　対人関係療法の背景、概念、グループ療法への適用 ……………005
- 対人関係療法（IPT）の経験的・理論的枠組み　005
- IPTの概念と方法　007
- 対人関係療法のグループへの適用　012

第2章　期間限定グループという治療法について ……………022
- グループ精神療法の効果　022
- グループの枠組を作る　023
- グループの構成　023
- 治療開始前の準備　026
- 治療者の積極性を計画する　029
- 共同治療の利用　031
- グループの発達　033
- ほかのグループ療法モデルとIPT-Gとの比較　036
- 期間限定グループ精神療法の原則　038

● 第2部 ●
患者個人の評価とグループ開始前の準備をする

第3章　IPT-Gに向けての評価と準備 ……………043
- 評価の一般的アプローチ　043

- グループ開始前の個人面接　044
- 目標の設定　067
- むちゃ食い障害の患者の目標の例：
  対人関係の欠如が問題領域の場合　070
- うつ病の患者の典型的な目標例　072
- グループでの作業に向けての準備　075
- まとめ　078

◉第3部◉
グループ

第4章　初期（第1〜第5セッション）············· 081
- 第1セッション：はじまり　082
- 第2セッション：メンバーの役割　093
- 第3〜第5セッション：初期の最後の段階　102

第5章　中期（第6〜第15セッション）············· 114
- 悲哀　116
- 対人関係上の役割をめぐる不和　121
- 役割の変化　128
- 対人関係の欠如　135
- 中期のグループの促進　142
- 中期を終わらせる　142

第6章　終結期（第16〜第20セッション）············· 144
- 終結について明確に話し合う　145
- 悲哀になりうる時期　146
- 終結に対するネガティブな気持ち　148
- 進歩を振り返る　149

- 治療成果の維持　150
- はじめの契約の終了　151
- フォローアップのための面接　153

●第4部●
実際の臨床における問題

第7章　IPT-Gでグループのプロセスを進めやすくする技法 …………… 157
- IPT-Gの技法　157
- 難しい患者の扱い方　168

第8章　IPT-Gの対人関係への焦点づけを強める技法 …………………… 182
- 対人関係質問項目の情報を紹介する　182
- グループの要約　183
- 自助マニュアル　192

　　　付録　194
　　　参考文献　208
　　　索引　212
　　　訳者あとがき　215

グループ対人関係療法
うつ病と摂食障害を中心に

INTERPERSONAL PSYCHOTHERAPY FOR GROUP
by Denise E. Wilfley, K. Roy MacKenzie, R. Robinson Welch,
Virginia E. Ayres and Myrna M. Weissman

Copyright © 2000 Basic Books
First published in the United States by Basic Books,
A Subsidiary of Perseus Books L. L. C.
Japanese translation rights arranged with Basic Books,
A Subsidiary of Perseus Books L. L. C., Cambridge, Massachusetts
through Tuttle-Mori Agency, Inc., Tokyo

本書の日本語版翻訳権は、株式会社創元社がこれを保有する。
本書の一部あるいは全部についていかなる形においても出版
社の許可なく転載することを禁止する。

第1部
導入、背景、理論

第1章
対人関係療法の背景、概念、グループ療法への適用

対人関係療法（IPT）の経験的・理論的枠組み

◆IPTの経験的基礎

　対人関係療法（IPT：interpersonal psychotherapy）は、期間限定の短期精神療法であり、もともとは非双極性・非精神病性のうつ病外来通院患者の治療法として開発された。その内容を詳述した最初の本は、1984年に出版された『うつ病の対人関係療法』（クラーマンほか、邦訳は岩崎学術出版社）である。包括的な最新情報は、2000年の『対人関係療法の総合ガイド』（ワイスマンほか、邦訳なし）にまとめられている。

── IPTの有効性が示されているもの──
　非精神病性のうつ病（エルキンほか　1989、など）
　反復性うつ病（フランクほか　1990）
　双極性気分障害（フランクほか　1999）
　神経性大食症（BN）（アグラスほか　印刷中）
　むちゃ食い障害（BED）（ウィルフリィほか 1993；ウィルフリィ　1999）など

（さまざまな精神科疾患にどのようにIPTを適用するかというそれぞれの戦略については、ウィルフリィらの論文［1998］を参照されたい。）

―現在研究中のもの―

　気分変調症（マーコウィッツ　1994）

　外傷後ストレス障害（PTSD）（クルップニック　印刷中）

　社会恐怖（リプシツ、フィアー、マーコウィッツ、シェリー　1999）

　身体醜形障害（ヴィールほか　1996a；1996b）

　慢性身体化障害（スコットとイッコス　1996；スチュアート　1999）

　境界性パーソナリティ障害（アングスとギリース　1994）

　神経性無食欲症（マッケンジーほか　1999）など

―IPTの適用が研究されてきた対象―

　高齢者（レイノルズほか　1999）

　思春期（マフソンほか　1999）

　夫婦（フォーレイほか　1989）

　ヒト免疫不全ウイルス（HIV）感染症など身体的合併症を持つ患者（マーコウィッツほか　1998）など

　IPTはいくつもの言語に翻訳されている（すでに訳書が出版されているのは、ドイツ語、イタリア語、日本語、スペイン語。翻訳が予定されているのは、フランス語、タイ語）。また、長期治療用（フランク　1991）やグループ療法用（ウィルフリィほか　1993；ウィルフリィ　1999）にも改変されてきた。

◆IPTの理論的枠組み

　IPTの基礎は、部分的にはアドルフ・マイヤー(1957)にある。マイヤーは、精神病理は社会環境への非適応的順応の結果であると考えていた。ハリー・スタック・サリヴァン（1953）は、対人関係的パラダイムをはっきりと明言し、当時優勢だった精神内界アプローチに対抗して「対人関係（interpersonal）」という用語を広めた人物として知られている。サリヴァ

ンは、精神医学とは、人々について、そして、人々の間に起こるプロセスについて科学的に研究するものであって、心や社会だけを研究するものではない、と教えた。臨床研究の単位は患者の対人関係であり、対人関係から切り離して人間を理解することはできないと信じていた。サリヴァンはその理論の中で、人間は「比較的長い間、同じような対人関係パターンを繰り返す」もので、それは自己評価を高めることもあれば、絶望、不安、精神病理といった結果をもたらすことにもなると仮定した。

サリヴァンは、家庭内で子どもが育つ場合と、大人が人生でさまざまな経験をする場合のそれぞれにおいて、精神障害と対人関係の関連についての総合的な理論を発展させた。対人関係療法は、核家族（親、子ども、きょうだい、配偶者）、拡大家族、友人関係、職場環境（上司、部下、同僚）、そして近隣や地域社会の中で重要な役割を果たすことになる。

対人関係アプローチでは、社会的役割と精神病理の関係を二つの観点から見る。社会的役割の混乱が精神病理のきっかけになりうるという観点と、精神疾患は個人が社会的役割を果たす能力に障害を与えうるという観点である。

IPTは、アタッチメント（愛着）理論の創始者、ジョン・ボウルビーの業績（1982）とも関連している。ボウルビーは幼少期の愛着がのちの対人関係や精神病理に影響を及ぼすことを認めている。

要するに、IPTは、対人関係機能が心理的な適応と健康を決定づける要素であるとみなす理論から生まれたものと言える。

IPTの概念と方法

◆ IPTとは

IPTはもともと新しい治療法として作られたものではなく、うつ病に対してすでに実施されている精神療法の実際を表現しようとして生まれたも

のである（ワイスマンほか　2000）。1970年代に開発され、うつ病の期間限定治療法としてクラーマンたちが著書（1984）の中で定義づけた。IPTはうつ病の原因についていかなる推測もしない。しかし、うつ病は対人関係の中で起こると考え、発症、治療への反応、転帰は、うつ病患者と重要な他者との間の対人関係に影響を受けると考える。IPTには3つの治療段階があり、患者と治療者の治療戦略と課題は、それぞれの段階に特有のものがある。IPTの技法や治療姿勢はほかの多くの精神療法と似ているが、治療戦略は特別である。治療戦略はきちんと定められており、4つの対人関係の問題領域における問題解決を目的とする。4つの領域とは、①悲哀、②対人関係上の役割をめぐる不和、③役割の変化、④対人関係の欠如、である。

◆ IPTとほかの精神療法の比較

　IPTだけがうつ病を治療する精神療法だというわけではない。認知的アプローチと行動的アプローチのどちらも、特にうつ病のために開発され、効果が検証され、無作為臨床試験において有効性が示されている点ではIPTと同様である。フランク（1973）が述べているように、精神療法の多くの学派が手順や技法という点では共通の基盤を持っている。重要な共通要素としては、患者が達成感を獲得し、社会的孤立を克服し、社会への帰属感を回復し、自分の人生に意義を見いだせるよう援助することなどが挙げられる。各治療法の間の主な違いは、患者の問題の原因がはるか昔にあると考えるのか、最近にあると考えるのか、それとも現在にあると考えるのかである。IPTは、以下の中核的な特徴に示すように、現在の対人関係に焦点を当てる。

1. IPTは、長期ではなく、期間限定。
2. IPTは、焦点を絞る。
3. IPTは、過去ではなく、現在の対人関係を扱う。
4. IPTは、精神内界ではなく対人関係を扱う。

5. IPTは、認知的・行動的ではなく、対人関係的アプローチをとる。
6. IPTでは、パーソナリティは認識するが、治療焦点にはしない。

> 訳注：IPTは、治療期間が比較的短い上に、精神療法としての強度もあまり高くないので、パーソナリティの機能を評価することはできても、持続的なパーソナリティ構造に対して著しい影響を及ぼすことはほとんど期待できない。その一方で、IPTを受ける患者の多くが、パーソナリティの問題を補う一助となる新しいソーシャルスキルを身につける。うつ病に対するIPTの基本的な特徴は、急性症状エピソードを治療する間、パーソナリティの機能や病理に関する話題を意図的に避けることにある。

◆IPTの治療段階

〈初期〉

ふつうは第1〜第4セッション。診断をし、生活歴や既往歴・現病歴を聴取し、治療の大まかな枠組みを決める。治療者は症状を検討し、標準的診断基準（DSM-IV-TR）に基づいて、患者がうつ病であると診断をくだし、患者に「病者の役割」（パーソンズ　1951）を与える。病者の役割を与えられると、患者は社会的責任を免除されるが、その代わりに、すべての機能を取り戻すための治療に取り組むことを要求される。

初期のセッションで記録される生活歴や現病歴には、対人関係質問項目、患者の現在の社会機能や現在の親しい人間関係、対人関係のパターン、お互いに何を期待しているか、なども含まれる。症状が現れ始めた前後に、対人関係にどんな変化があったかを明らかにする。例えば、愛する人の死、子どもの独立、夫婦関係の悪化、親友との絶縁などがあるだろう。こうやって検討していくことによって、抑うつ症状を発症させ維持させている対人関係の背景を理解する枠組みができ、治療の焦点が定められていく。

治療者は、症状の重症度や過去の病歴と治療への反応、患者の希望などを考慮して投薬の必要性を判断する。その後、病名をはっきりと伝えながら、診断の根拠になる症状について、そして、治療によって何が期待できるかを、患者に説明する。

次に治療者は、患者の症状を、前述した4つの問題領域（①悲哀、②対人関係上の役割をめぐる不和、③役割の変化、④対人関係の欠如）に当てはめる形で、対人関係の状況と結びつける。うつ病を医学的に診断し、医学的に患者に説明する。はっきりしない不快な症状は既知の症状の一部であり、さまざまな治療に反応し、予後もよいものであると説明する。患者の理解が進んでいくと、症状は軽減し始める。うつ病の発症に関連する主要な対人関係の問題領域が確認できれば、治療者はこの問題領域に働きかける明確な治療契約を患者と結ぶことができる。この点について同意が得られれば、中期の段階が始まる（初期については本書の第3章・第4章で詳述する）。

〈中期〉

治療者は、対人関係の問題領域として選んだものに特有の治療戦略をマニュアルにしたがって実行する。

悲哀は、愛する人の死後の複雑な死別体験と定義されるが、治療者は喪の作業を促進し、患者が喪失を補う新しい活動や新しい人間関係を見いだすことを徐々に助けていく。

対人関係上の役割をめぐる不和とは重要な他者（配偶者、家族、同僚、親しい友人）との葛藤である。治療者は患者が相手との関係を深く考え、不和の性質や解決のための選択肢を探る手助けをする。解決策がない場合は、治療者と患者は共に、その関係は行き詰まっており終わらせるべきだと結論づけることもある。

役割の変化には、人生の状況におけるあらゆる変化が含まれる。例えば、人間関係や仕事の始まりや終わり、引っ越し、昇進、引退、卒業、身体の病気の診断、などである。新しい役割のよい面と悪い面を、古い役割の長所と短所と共に認識することによって、変化にうまく対応できるように患者をサポートする。

最後に、**対人関係の欠如**とは、患者のソーシャルスキルが著しく欠如しているために対人関係を始めることや維持することが難しいという場合をいう。治療の目標は、今ある人間関係の質を高め、新しい関係を築くよう励まして、患者の社会的孤立を軽減することである。

問題領域については、以下のことも重要である。問題領域は治療の過程で変化することもある。また、患者がいくつかの問題領域を持っている場合、1つ以上の領域に取り組むこともあれば、最も顕著なものや変化させやすい領域のみに取り組むこともある（IPT-Gの中期については第5章に詳述してある）。

〈終結期〉

終結についての感情を話し合い、進歩を振り返り、残っている作業の概要を示す時期であり、IPTに特有のものではない。ほかの短期治療と同様、終結の手続きについては明らかにされ、きちんと終結されるべきである（IPT-Gの終結期については第6章に詳述してある）。

◆ IPTの治療姿勢

どんなタイプの精神療法でも、その特徴の一部となるのは、患者とどのような性質の関係を持つか、積極性をどの程度にするか、という点における治療者の立場である。治療者の立場について、IPTは非常に明瞭である。①治療者は患者の味方であり、中立ではない。②治療関係は転移とは解釈されない。③治療関係は友情ではない。④治療者は積極的であり、受動的ではない。⑤治療者は対人関係に強い焦点を当て続ける。

◆ 治療技法

IPTは治療戦略においてはほかの精神療法と異なるが、治療技法はほかの多くの精神療法と同様である（ワイスマンほか　2000）。最もよく使われる技法には、探索的技法、感情表現の奨励、明確化、コミュニケーション分析などがある。ほかには、治療関係の利用、行動変化技法、付加技法などがある（グループ療法にこれらの技法をどのように適用するかは本書の第7章を参照のこと）。

対人関係療法のグループへの適用

◆IPTを個人からグループに適用する際に問題となること[注2]

多くの患者は、こんなに重症な障害を持っているのは自分一人ではないかと心配している。IPTをグループで行うことによって、多くの患者に共通する問題を把握することができる。また、個人療法に比べると経済的な負担も軽い。グループという環境の中で起こりうる相互作用の数と種類を個人療法の一対一の関係と比較して考えると、そこで開発される対人関係のスキルは、実生活に応用しやすいと言える。さらに、グループという形式には、個人精神療法にはない治療上の特徴がある。対人学習と凝集性がその一例である（ヤーロム　1995）。孤立し、ひきこもり、ほかの人との接触を持ってこなかった患者にとって、診断上の類似点（抑うつ、過食など）に基づいて集められているグループが、本質的に特別な意味を持つのは明らかである。したがって、グループに参加するだけでも、患者が社会的孤立と自己非難のパターン（これが障害の維持につながっている）を打ち破る助けになる。

言うまでもないが、これは、グループ環境で個人療法を行うことによって、グループ精神療法と同じものが得られるという意味ではない。実際に、個人精神療法において有効な手法（深い個人探索など）は、グループ環境ではその効力の一部を失うこともあるし、さらに重大な問題として、グループを凝集性のある作業チームにすることを妨害しうるのだ。そのため、個人療法からグループ療法へ移行するには、個人療法の重要な要素（有効な変化のプロセス、各個人の作業におかれる焦点、患者と治療者の役割、特殊技法など）の統合性を、グループ環境に適用する際にいかにして維持するかを治療者は考える必要がある。

以下に、IPTをグループ形式に適用するときの課題を示す。しかし、こ

こで取り上げる課題の多くは、経験に裏打ちされている治療法をほかの目的に適用しようとするときには常に当てはまることであることに留意されたい。

◆起こるべき変化のプロセスを維持する

個人療法をほかの方法に適用する際に、何よりも注意するのは、どうすれば個人療法で起こる変化のプロセスをそのまま維持できるかということである。したがって、治療の「有効成分」を構成していると考えられる要素をまず見極めた上で、別の治療設定によってその要素が影響を受けるかどうかを判断しなければならない。例えば、グループという形式には、個人治療では見られない治療上の特徴がある。本書で述べるのは、同じような診断のメンバーからなるタイプのグループだが、そのようなグループには、恥ずかしい行為をしているのは自分一人だと固く信じている患者の気持ちを直ちに訂正する作用がある。そのため、前述したように、グループに参加すること自体が、社会から孤立し自分を恥じるパターンから患者が抜け出す助けとなる。しかし、個人療法では有効な介入が、グループの場合にはその有効性を失うこともありうる。もっと問題なのは、個人療法では有効な介入によって、グループが凝集性のある作業単位になろうとするのが阻害されうるということだ。

◆個人の作業焦点の維持

ほかの対人関係指向のアプローチに比べ、IPTの治療戦略は非常に独特で、患者の特定の問題領域に焦点を当てるものである（ワイスマンほか2000）。IPTをグループ形式で行う場合、個人の対人関係の問題領域にもっぱら戦略的に焦点を当て続けることがきわめて重要であり、同時に、グループ内で個人治療だけを行うという罠に陥らないこともきわめて重要であるということがわかってきた。つまり、グループ療法に特有の特徴を創造的に利用しながら、患者の個人的な目標に強く焦点を当て続ける方法を

見いだそうとする挑戦なのだ。同様に、治療姿勢もIPTに一致したものを選ぶ必要があると同時に、グループ形式にもふさわしいものでなければならない。

　以上の点について次のような対策を作った。

⑴患者との個人面接を設定する。
⑵第一回のグループミーティングの前に、対人関係質問項目を実施しておく。
⑶グループ療法について徹底したオリエンテーションをしておく。
⑷グループのメンバーに毎週、グループ療法の要約を郵送する。
⑸相互作用グループモデルに基づいて治療姿勢を開発する。
⑹ブリーフサイコセラピーのグループのステージの理解を用いて、グループIPTを説明する。

〈患者との個人面接〉

　IPTの目標は精神症状を軽減し、患者の現在の対人関係機能を改善することである（ワイスマンほか　2000）。個人IPTにおいては、毎週のセッションで治療者と患者がこの目標に取り組んでいくことができる。IPT-G（グループ対人関係療法）では、治療の中心をなす90分のグループセッション20回に加えて、3回の個人面接を行うことにした。

　患者と治療者（共同治療者がいる場合、治療者は複数）の個人面接を、治療前（面接の長さは2時間）、中間期（1時間）、治療後（1時間）にそれぞれ行う。

〈グループ前の個人面接〉

　グループ前の面接は、IPT-Gの初期において患者個人の作業をしやすくするためにきわめて重要なものである。個人IPTでは、はじめの5セッションを使って、患者のこれまでの対人関係を詳しく調べ（対人関係質問項目）、治療作業の柱となる問題領域と目標を決定する（ワイスマンほか2000）。これらの重大なセッションでは、患者は、精神療法を受ける一般

的な心構えも持つようになり、自分の障害はどういう性質のものか、回復をもたらすためにIPTをどのように利用するかということも学ぶ。

個人的な準備をほかのグループメンバーが同席している場で行うことも可能であるが、そのようなやり方は効率も良くないしグループ治療としても有効な時間の使い方ではない。したがって、IPTをグループ形式で行うには、それぞれの対人関係の問題領域を判断し、グループ療法のオリエンテーションをするための、別の戦略が必要となる。そこで、グループ前の面接を行い、対人関係の問題領域を判断すること、その問題領域に取り組むための明瞭な治療契約をすること、グループ療法への準備を患者にしてもらうことに治療者は集中する。

対人関係質問項目と問題領域の判断について、個人療法とグループ療法には明らかな違いがあるため、標準的なIPTプロトコールに追加調整をする必要がある。例えば、個人療法ではなくグループ療法を行うということは、患者個人の問題領域と目標にのみ集中する機会を断念するということを意味する。したがって、対人関係の目標が治療の最重要課題なのだということを患者に印象づけるような代わりの方法を考えなければならない。

患者の対人関係の問題領域（悲哀、対人関係上の役割をめぐる不和、役割の変化、対人関係の欠如）を判断したら、治療者は患者と協力して、患者が変化するための具体的な処方を組み立てる。患者が対人関係パターンを改善するためにどのようなステップを踏む必要があるかも考える。治療目標は言葉で表現するが、それは患者にとってできる限り明確で個人的に意味のあるものでなければならない。さらに、それぞれの患者に各自の目標の要約を渡し、その目標に向かってグループ内の作業をしていくのだと伝える（患者の目標の例については第3章参照）。

プロトコールの修正が必要な点としては、グループ療法に向けての準備を患者にしてもらうということもある。患者個人の目標はグループでの作業に結びついている。患者はグループを「対人関係の実験室」と考えるよう奨励される。グループでは、ほかの人との結びつきを深めることができ、親しい関係を作るときに起こる「行き詰まり」についても詳しく検討することができ、対人関係の問題を扱うための新しいアプローチを試すことも

できる。グループに参加することによって患者はさまざまなソーシャルスキル（人に対してきちんと向き合う、正直なコミュニケーションをする、感情表現をするなど）を学ぶ。実際に、グループの主な目標は、患者が治療外の実生活においてこれらのソーシャルスキルを応用できるようにすることである。

　最後に、治療者は個人面接を「ミニグループ」のように考えてみることでグループが「どのように」はたらくかを示す。例えば、患者が人と関わるときに問題となるパターンがわかれば、治療者は患者と一緒に治療のグループの中でこのパターンがどのように現れてくるだろうかと予測する。具体例をあげると、「対人関係の欠如」の患者が自分の悩みを話すときに、漠然とした理屈っぽい言い方をするということを指摘される場合がある。そういう話し方をすると聞き手は混乱してしまうので、結果として患者は自分が誤解されたという気持ちを抱くようになるのだ。このような「セッション内での観察」をしたら、治療者はそれに対する患者の反応を引き出し、グループ内でそのようなフィードバックをもらうとどんな感じがするか、ということをよく検討する。これは、グループがどのように進められるかということ、また、自分の対人関係のスタイルがどのように対人関係を難しくしているかということを患者に理解させるために欠かせない。

　セッション内での対人行動から得た情報をセッション外での対人行動に結びつけていけば、直ちに、また、具体的に、対人学習を深めることができる（ディエス　1994）。したがって、「対人関係の欠如」の患者は、実生活での対人関係を作るためのモデルとして、グループの中で（治療者やグループのメンバーとの）関係を作るよう勧められる。「対人関係上の役割をめぐる不和」の患者は、重要な他者との不和の解決法を学ぶため、自分のコミュニケーション方法についてのフィードバックを積極的に求めるよう励まされる。要するに、グループにおけるやりとりそのものが患者にとっての強力な治療となるのである。

〈治療中期の個人面接〉

　治療中期の面接は「作業」段階の中間（第10セッションと第11セッシ

ョンの間）に行われる。この面接は、各患者の進歩を詳しく振り返り、対人関係の目標に磨きをかける機会となる。ここで治療者は患者と再び治療契約を結ぶ。治療が終了する前に患者がグループと実生活で取り組まなければならないことをはっきりさせるためである。

〈治療後の個人面接〉
　治療後の面接は最後のグループセッションから一週間以内に行われる。この面接を利用して、患者がそれぞれの対人関係の目標に引き続き取り組むための計画を立てる。治療者は患者が起こした変化という観点から、グループでの経験を振り返り、実生活で続けていくことの計画を立てる。

―グループの要約―
　治療者の関心を独占できる個人治療と比べると、グループの初期の患者は、自分が雑に扱われていると感じたり、ほかの患者の対人関係問題が自分の問題とどういう関係があるのかわからずに混乱したりするかもしれない。グループの中で伝えられる情報の少なさや、グループの感情的な強さにうろたえるかもしれない。患者はグループに参加することの不安をさまざまな形で表現する。グループの時間と注目を独り占めしようとする人もいるだろうし、ただ黙って自分の殻に引きこもってしまう人もいるだろう。グループがバラバラになりそうなときには、IPT-Gの治療者が、その状況を明らかにし秩序をもたらすべく素早く介入するが、やはり90分という時間では、各患者の対人関係の目標に強く焦点を維持すると同時に、治療形態としてのグループの発達にも強く焦点を当て続けるには、短すぎる。
　この問題への対応として、メンバーは毎週グループ治療の要約を受け取る（ヤーロム　1995）。要約はグループの治療者が各セッションの後に作り、全メンバーに遅くとも次のセッションの24時間前までに郵送する（全メンバーに同じ内容のものを送る）。要約は4、5ページの長さで、各セッションでどんなやりとりがあったか、それが各患者の回復にどのような意味があるのか、ということを中心に書かれる。これは特に、患者が実生活で問題領域に変化を起こそうとするときの助けとなる。要約には、グループ

のプロセスについての情報や、グループのメンバーに共通する対人関係の問題点（感情表現がうまくできない、自分の要求を犠牲にして過度に他者の世話をやく、衝突を避ける、など）、グループを最も効果的に利用する方法（フィードバックをどう利用するか、ほかのメンバーの問題領域への取り組みから何を学ぶか、など）も記す。要約の効果は、セッションとセッションの間に患者によく考えさせ、グループでの取り組みを実生活でも続ける責任があるということを思い出させるだけにはとどまらない。治療のペースを速める効果もあるようである。（グループの要約の実例は8章参照）

◆治療姿勢

　IPTの治療では、対人関係の問題領域を判断した後、対人関係の発達を促進するために治療関係を利用する（ワイスマンほか　2000）。明確化や感情表現の奨励、コミュニケーションスキルの改善、人との接触を通して自分の感じ方や行動を試してみることなど、きちんと確立された技法は治療の柱となる。これらの技法はIPT-Gでもそのまま使われる。

　しかし、グループ内で対人関係の発達をうながし、最大の治療効果を得られるようグループを活用するために、どのような治療姿勢をとるかということを決めなければならない。上記の技法を半構造化されたグループで利用できるように柔軟な姿勢を見つけることが重要である。この目的に一致しないアプローチ、つまり、ゲシュタルト、タビストック、精神分析などは除外されることになる。

　IPTのすべての目標と矛盾しないとみなされたのは、メンバー間の直接のコミュニケーションを育てることに重きを置いた相互作用アプローチ（ヤーロム　1995）である。このアプローチでは、ほかの人から自分がどのように見られているかというフィードバックを受け、新しい、リスクもある相互作用スタイルを実験することのできる安全な環境を作ることにも重きを置いている。

　この相互作用アプローチに独特の特徴は、問題を「現実のものとして」示すことである。「社会の縮図」という概念がここにあてはまる。患者が

相互作用グループに参加することで学ぶスキル（明確なコミュニケーションをする、他者との違いに耐える、衝突をお互いに解決する、など）は、実生活の人間関係に応用することができる。また、このアプローチにとてもよく合うのがIPTのコミュニケーション分析技法である。例えば、「対人関係上の役割をめぐる不和」の患者に対し、重要な他者との間で最近起こった議論ややりとりを（かなり詳細に）思い出すよう治療者は要求する。ここでコミュニケーションにおける問題が何であるのかがわかり、問題のやりとりに対する解決を始めることができる。また、これとよく似たパターンがこの患者とほかのメンバーとの間に起こったことはないか、と治療者はグループのメンバーに尋ねる。この質問をすると、実生活に応用できるフィードバックが直ちに得られることが多い。

◆短期の精神療法グループにおける発達ステージ

　IPTには3つの治療期（初期、中期、終結期）があり、それぞれの時期における治療者と患者の戦略と課題が決められている（ワイスマンほか2000）。患者は、初期に自分の問題領域を判断し、中期は自分の目標に取り組み、終結期は治療における自分の取り組みを確かなものにする。治療者はそれぞれの作業時期におけるサポートをする。しかし、各時期はIPT-Gにおける個人の進歩を反映するものであって、グループの発達ステージを反映するものではない。また、健全なグループの発達を促す介入の戦略を提供しているものでもない。

　この問題を解決するために採用したグループ発達のモデルは、IPTの3つの治療期に一致している（マッケンジー　1994a）（表1－1参照）。グループ発達の流れは自然に起こるものだが、介入を間違えると、一つのステージから次のステージへの移行が妨げられることにもなる（マッケンジー1994a）。治療者がグループの発達に気づかずに介入して行き詰まりを招く、というのはまだましな例である（例えば、「他人の話ばかり」をしてグループが泥沼にはまりこむのを許してしまう）。最悪の場合には、治療者の戦略が個人の進歩にとって有害にもなりうるのだ（例えば、衝突を無視し

た結果、それが爆発して患者を傷つける)。したがって、グループを効果的に運営し、健全なグループ環境を発達させるために、治療者はグループの発達ステージを理解しておく必要がある（改めて、表1-1を参照のこと）。

　グループに参加してきちんとした経過を経験していくと、グループの凝集性が高まり、早期の脱落を防げ、困難な対人関係の変化を患者が実現しやすくなる（マッケンジー　1994a）。グループの危機を予知できる治療者は、意図的な介入をしてグループの作業を進めていくことができる。したがって、患者がグループの発達ステージを乗り越えていけるように、治療者は「ステージにふさわしい」介入戦略を用いる。

　グループの発達ステージは、対人関係の発達を反映する。例えば、グループに加わると、お互いにどう関わるか（「顔合わせのステージ」）、衝突とどうつきあい、衝突の解決のためのルールをどう作るか（「違いを認識するステージ」）、親密さをどのように増すか（「作業のステージ」）、そして最後には、喪失をどうやってうまく乗り越えるか（「終結のステージ」）、ということを学ぶ必要が生じる。実際に、患者がグループ内での発達ステージをうまく乗り越えるようサポートしていくと、意義のある対人関係を作り、維持し、終えるというプロセスについてのはかりしれない学びの機会を提供することになるのである（グループの発達ステージの詳細については第2章を参照）。

　本章では、IPTの背景と、IPTをグループに適用する際の問題を述べてきた。次章からは、IPT-Gをどう行うかということについてさらに論じていく。ただ、ここで断っておくが、本書の症例の大部分は、むちゃ食い障害に対するNIMH（米国立精神保健研究所）の比較治療研究（今のところ唯一のIPT-Gの実証的研究）から引用しており（ウィルフリィ　1999）、むちゃ食い障害の特徴を表している。しかし、むちゃ食い障害と併存しやすいもの（うつ病、不安障害、パーソナリティ障害など）を考えれば、すべての症例が、IPT-Gをほかの診断群に用いたいと考えている治療者や研究者にも役立つだろう。

表1-1　IPTの治療期とグループの発達ステージとの関連

IPTの治療期〔課題〕	グループステージ	メンバーがやるべきこと	治療者がやるべきこと
初期 第1-第5セッション 〔問題領域を判断する〕	顔合わせ 第1-第2セッション	グループに参加することと自分の問題をオープンにすることへの不安に取り組みながら、グループの構造を学ぶ。	適切な自己開示がしやすい構造を作り、効果的なコミュニケーションのための規準を作る。
	違いを認識する 第3-第5セッション	グループの中で、他者との違いに対してネガティブな気持ちが起こってきたら、コントロールできるように取り組む。	メンバーが自分の反応を実生活における他者との違いという観点から理解できるようサポートする。
中期 第6-第15セッション 〔目標に取り組む〕	作業 第6-第15セッション	お互いの違いを解決し、共通の目標に取り組む。	メンバーがそれぞれの取り組みを話すときに、ほかのメンバーの取り組みとのつながりを見いだせるようサポートする。また、新たに得たソーシャルスキルを、グループ内でも実生活でも試してみるように励ます。
終結期 第16-第20セッション 〔治療を振り返って確かなものにする〕	終結 第16-第20セッション	ほかのメンバーとの関係がもうじき失われようとしていることを乗り越えるために努力する。	メンバーが取り組んできたことを確かなものにし、引き続き行う作業の計画を立てるのをサポートする。また、メンバーがグループの喪失を悲しむときに支える。

◆注
1. ハリー・スタック・サリヴァン（1953）『精神医学は対人関係論である』（邦訳　みすず書房　1990）
2. IPTを個人からグループに適用する方法を開発する際には、マリー・アン・フランク博士、エミリー・スパレル博士・ブルース・ランスブィル博士のご協力をいただいた。

第2章
期間限定グループという治療法について

> ### グループ精神療法の効果

　グループ精神療法は第2次世界大戦後、精神療法の中で重要な位置を占めてきた。近年、ヘルスケアにおいて、グループの適用を広げていくべきだという動きが強まっている。それは、簡単に考えれば、主に経済的な理由によるものだと理解できる。確かに、精神療法の中でもグループ形式が経済的な手段であることは事実であるが、グループ形式の臨床的な効果を示した文献もたくさんある。グループ精神療法は二流の治療法ではなく、基本的なサポートをするだけのものでもない。データをメタ解析した結果、きちんとした精神療法をグループ形式で行った場合、同種の個人療法と同等の予後が得られることがわかった（スミス、グラス、ミラー　1980、シャピロとシャピロ　1982、ツリスキー　1990、パイパーとジョイス　1996、マックロバーツほか　1998）。これはさまざまな診断群や治療モデルに共通する事実である。治療者はこのような実証的データを患者に示すとよいだろう。というのも、グループ療法を勧めると不安を持って反応する患者もいるからである。治療開始前の準備については本書の第3章に記してあるが、患者の態度をどう扱うかということを考えて組み立てられている。

グループの枠組を作る

　精神療法を効果的に行うには、その枠組を注意深く維持することが必要である（ギャバード　1995）。これは、グループ療法については特に言えることである。メンバーが基本的に安心して参加できるようにグループを計画・実行する必要がある。確かにグループ運営は複雑で時間のかかるプロセスであるが、初期の段階で細かい点にまで配慮すると、グループは順調に課題に取り組めるようになる。グループ開始前にすべきことは、グループの目標をはっきりと決め、メンバーを選び、さらにグループ参加に向けてメンバーに準備をさせることである。初期のセッションでは構造化を控えめにしておくと、グループの凝集性が早くできるようになる（カールとベドナー　1994）。毎回遅刻をせずに出席することの重要性と、グループの外でのつきあいについての指針もはっきりと強調しなければならない。

グループの構成

　グループにおける相互作用の可能性を広げるために、伝統的に、メンバー構成は均質でないほうがよいとされてきた（ヤーロム　1995）。この見地からは、グループは主として相互作用の能力に基づいて構成するのがよいだろう。その際には、対人関係の質、感情処理能力、心理的な問題への関心の高さなどの特徴を考慮する。こうしてできたグループは、相互作用の能力という点では均質であり、症状や診断名では異質と言えるだろう。しかし、さまざまな期間限定グループのモデルができたことにより、構成の仕方も大きく変わった。

　原則的に期間限定グループのメンバーは固定され、はじめから終わりまですべてのメンバーが一緒である。実際の臨床では、最初の3回までのセ

ッションに限り、メンバーを追加することが必要になる場合もある。どのようなメンバーの変更であっても、グループ内の人間関係バランスがもう一度作り直されることになり、自ずとグループワークは後戻りしてしまう。長期のグループであればメンバーの変更によるゆっくりとした再編成にもうまく適応できるが、期間限定のグループでは重大な影響を及ぼすことになる。お勧めするのは、7～9名のメンバーでグループを始めることである。1人か2人のメンバーがいなくなることはよくあるが、人数が6人よりも少なくなると、相互作用グループの雰囲気を強く維持するのが難しくなる。

　期間限定の精神療法の文献を見ると、個人療法でもグループ療法でも、セッションは12回から24回の間に収まっている[注1]。12回程度というのは、心理教育とスキル育成という要素を強く持つ、高度に構造化されたグループの場合である。グループが凝集性を持つのにはある程度時間がかかるが、共に心理的な作業に取り組もうとする場合には必要なプロセスである。この目的のためには、ほかのメンバーへの基本的な信頼感が必要となる。グループは安全で支持的な環境であるとみなされなければならない。そのためには、グループのシステム全体を正しく評価することが必要である。12～16回のセッションのグループは、前半のほとんどを作業しやすい環境作りに費やし、残りの半分は終結を考慮に入れて費やす。こういった理由から、16回よりもセッション数の少ないグループは治療の可能性に制約ができるため、高度に構造化されたものでなければならない。セッションが16回を超える分だけ、作業の時間が増え、治療で得たことが確かなものになる。

　グループ療法のスケジュール設定は、個人療法よりも入念な計画を要する。グループセッションの日程は、休日、連休などを考慮に入れて注意深く決めなければならない。セッションの回数が限定されているため、セッションとセッションの間が長くあくことはできる限り避けるほうがよい。グループ前に患者を評価する際に、全員がすべてのセッションに出られるか日程をよく確かめる必要がある。

　期間限定とグループ形式という、課題への集中を困難にする二重の制約があるため、メンバー構成を同質にすることは必須である。同質のメンバ

一構成にすると、治療を要する問題が共通になるので、動機づけが強まり、グループで取り組むべき焦点が早く浮かび上がってくる。このプロセスによって、グループの凝集性は高まり、グループ発達に重要な初期のステージの活動が促進される。また、メンバーはこの環境では自分のことがすぐに理解してもらえると感じる。それは、実生活での経験とは正反対である場合が多い。治療抵抗性のうつ病の患者からなるグループでは、病気による苦しみを認めてもらうことで非常に安心する（家族や友人にはあまり認められていない）ということが報告されることが多い。また、むちゃ食い障害のグループでは、それまで注意して秘密にしてきた摂食行動を詳しく語り合えることで安心することが多い。こうして早く仲間意識ができることで、早く作業を始めることができるため、さらなるやりとりをする時間ができる。

　期間限定グループの中に著しいパーソナリティ病理を持つメンバーがいる場合は、特別な注意が必要である。特に、情動不安定や衝動性などDSM-IV-TR第Ⅱ軸B群の症状がある場合には、大きな難題となる。パーソナリティの病理がかなりあるグループでは、精神療法の統合性を保つために、グループプロセスへの注目を続ける必要がある。場を独占するメンバーやグループの中にできた小さなサブグループが治療を脱線させていると感じて、早期に治療をやめてしまうメンバーもいるかもしれない。

　要するに、グループの構成はシステムのレベルで考えなければならない、ということである。一般原則として、何らかの理由でグループに合わなかったり、グループに重大な問題を引き起こしたりする可能性のある患者を見極める必要がある。その目的で作ったものが、以下の〈メンバー選定のチェックリスト〉である。チェックリストは絶対的な基準としてではなく、どんな問題が起こりうるかを治療者に気づいてもらうためのスクリーニングのガイドとして考えてもらいたい。大きな不都合のある場合だけメンバーから除外する。小さな点は問題ない。

　以下にあてはまる個人は除外することを勧める。

1.　グループの目的にぴったり合致しない場合（つまり、むちゃ食い障

害やうつ病の症状を示さない)。
2. 希死念慮が活発である場合。現在、急性で重度のストレス状況に置かれている場合。
3. 反社会的、あるいは精神病質的な特徴を示す場合。
4. きわめて防衛的なパーソナリティを示す場合。
5. 変化したいという気持ちが非常に低いか、まったくない場合。

治療開始前の準備

　グループ参加に向けて体系的な準備を患者にしてもらうことは、プラスの効果があると示されている（カールとベドナー　1994）。その効果には、凝集性のあるグループの雰囲気が早く作られることや、グループから早期に脱落する人を減らすということが含まれる。グループに参加する患者のほぼ全員が何らかの心配をしているものであり、グループについて詳細を話し合うことは患者を安心させる。治療について話し合うと、治療者と患者の間に基本的なラポールも形成される。これが初期のセッションでメンバーを支えることになる。事前に患者にプリント（付録A参照）を渡しておくと、治療についての話し合いはさらに生産的になる。あるいは、最終セッションの日程も含めてグループの期間についてオープンに話し合うことも効果的な方法である。これは、期間限定アプローチの原理について、患者の疑問や不安に治療者が答える機会となるからである。秘密が守られるかということについては、ほとんどすべての患者が心配するため、守秘義務の重要性を必ず話さなければならない。また、薬物やアルコールを使用した状態でグループに来てはいけないと簡単に言っておくと、そのような事態が発生した場合に対処しやすくなる。

　グループのセッションとセッションの間に受ける治療についてもはっきりさせておくべきである。一般原則として、混乱をできる限り防止するために、期間限定グループでは、あらかじめ決められた枠外で個人セッショ

ンなどのほかの治療を受けることはさせないほうがよい。例外として、投薬を受ける程度のことは許されるであろう。グループ外で専門家と接触する場合には、すべてグループで話し合うということを約束すべきである。

　無断欠席したメンバーに治療者から連絡をとることは、期間限定グループでは珍しくない。間接的な連絡を受けた場合も同様にする。連絡をとるのは、目標への取り組みが続けられているかどうかを確かめるためである。これは、グループのプロセスよりも、学習したことを実生活に応用することを優先するという1つの例である。このような治療者の行動は、グループの枠組みが厳しく決められている精神分析グループでは認められないものである。

　出席と時間厳守の必要性は、特に伝えるべきである。期間限定グループでセッションを休むと、グループ全体に有害な影響を及ぼすため、個人療法を休むよりも大きな意味を持つことになる。期間限定グループでは、休めるセッションの数を明らかにしておく必要がある。個人が休む理由に問題があるのではなく、グループの進歩に与える影響という意味で問題があるのだということを明確にしておくべきである。16回セッションのグループで欠席は3回以下にとどめ、20回セッションでは最高でも4回までにすべきである。気まぐれな出席の仕方をすると、グループの継続性と凝集性に重大な影響を及ぼすため、限られた期間の中で、すべてのメンバーにとってよい結果を得る可能性を減らすことになる。

　セッション外でのメンバー同士のつきあいについても、話し合う必要がある。相互作用のプロセスが重要な焦点となるグループでは、セッション外での接触は望ましくないという厳しいガイドラインを設けるのが最もよい。患者は治療グループを「サポートグループ」と考えがちであり、治療外でのつきあいを奨励するグループに参加した経験がある患者も多いものだ。確かにグループは本質においてはサポートを提供する場である。でも、グループを始めるにあたっては、このグループは集中的な精神療法の場なので、メンバー同士が友達になってしまうとグループを効果的に活用することが難しくなるかもしれない、ということをはっきり伝えておくことが賢明である。また、問題に取り組んでいく中では、困難でストレスの多い

テーマも扱うので、ときには気分を害することもあると伝えておくのも有用である。

以下に、全体的な〈治療開始前の準備チェックリスト〉を示す。

1. グループの日程、時間、場所について話し合う（日程を書いたプリントを手渡すとよい）。
2. 毎回出席することと時間を守ることについて話し合い、欠席が許されるセッションの回数についても話し合う。
3. セッションに出席できない場合の治療者への連絡方法について話し合う。
4. 予定外にグループ外で専門家に連絡をとった場合の報告義務について話し合う。
5. グループ外でほかのメンバーとつきあった場合の報告義務について話し合う。
6. 必要があれば、投薬の手続きについて明確にする。
7. セッションの回数について話し合い、最終セッションの日程を明確にする。
8. フォローアップの面接が計画されているのであれば、そのタイミングについて情報を与える。
9. グループ療法に関するプリントを用意する。以下の点についての情報を書く。
   a）グループについて誤解されていること　b）グループの効果を最大限にする方法　c）守秘義務　d）グループ外でのつきあいについての指針　e）アルコールおよび薬物の禁止

治療者の積極性を計画する

　グループのプロセスを形作るには、さまざまな方法がある。それらは、多かれ少なかれ、治療者の積極性と関連している（表2－1参照）。治療者がどのようなグループ構造を採用するかをはっきりさせ、それを維持することはとても重要である。絶えず構造が変わるようでは、グループはバラバラになってしまい、効果的なグループの発達も妨げられてしまう。

　すべての期間限定グループで、あらかじめ定められた領域に焦点を維持できるよう治療者が積極的であることが強調されている。したがって、長期モデルでトレーニングを受けた治療者にとっては役割の変更が要求されることになる。長期モデルでは、時間の経過に伴って問題が浮き彫りにされるものであり、ペースを決めるのは患者である。期間限定療法はそれとはまったく逆である。取り組むべき問題は初めに決められており、時間に制限があるためその問題に直ちに取り組まなければならず、治療の中で話し合われたことを早い段階から実生活に応用していかなければならない。このような状況で要求されるのは、治療者の自信と、焦点の絞られた、しかも支持的な治療技法なのである。

　グループの最初の2・3回のセッションでは、凝集性のあるグループ環境を作るため、治療者は積極的に働く。前向きのグループプロセスの規準がうまくできれば、それぞれのメンバーの対人関係の課題に注意を向けることができる。グループでの取り組みを実生活に応用するように、治療者は各メンバーを励ましていく。その際、グループはそれを振り返って話し合う場となる。グループ内の人間関係における相互作用の役割は強調しない。グループ内の相互作用は、探っていくものではなく、うまくコントロールすべきものとなる。

表2-1 期間限定グループモデルの比較

モデル	CBT（認知行動療法）	IPT-G（対人関係療法）	ヤーロム対人関係／相互作用	精神分析
治療期間	期間限定	期間限定	期間限定／長期	期間限定／長期
メンバー構成の基準	病名や症状（過食、うつなど）が共通	病名や症状（過食、うつなど）が共通	相互作用能力が共通	相互作用能力が共通
グループ前の形式的な準備	中程度：初期のセッションに組み込まれる	高度：初期のセッションに組み込まれる	あまりしない	あまりしない
治療者の積極性	高い	中程度	低い／中程度	低い／中程度
グループ構造	高度に構造化：プログラム化されたセッション	中程度の構造化：問題領域や目標を設定し、積極的に焦点を維持する	低い／中程度の構造化	低い／中程度の構造化
プロセスへの焦点	グループプロセスにはあまり焦点を当てない（教育的環境が保たれる）	グループプロセスには中程度の焦点を当てる（グループの統合性を保つ。解釈はしない）	「今、ここで」のグループプロセスに強く焦点を当てる（対人関係の葛藤について解釈をする）	「今、ここで」のグループプロセスに強く焦点を当てる（精神内界の葛藤について解釈をする）
宿題	記述式の宿題と行動の変化を要求する	対人関係パターンの変化を要求する	宿題としては与えられない	宿題としては与えられない
治療戦略	ネガティブな認知を同定し修正する	現在の対人関係パターンを同定し変化させる	「今、ここで」の対人学習と実存的気づきを促す	対人関係と精神内界の葛藤を同定し理解する
感情への焦点	あまり焦点を当てないか、中程度	中程度の焦点を当てる（現在の対人関係の問題の中での過度の感情や抑制された感情を同定する）	中程度／強い焦点を当てる	中程度／強い焦点を当てる
グループ外での交際	許容される。課題に関することならおそらく奨励される。	不可	不可	不可

共同治療の利用

　共同治療は単独の治療者による治療よりも複雑なモデルである。複数の治療者が密接に協力し合う必要がある。共同治療が下手だと、グループのプロセスに問題が起こる可能性があり、また、自分たちが行ったことの結果にほとんど気づかない可能性もある。もっと構造化された心理教育グループやスキルを習得するためのグループであれば、それほど心配することはないだろう。しかし、グループの主な課題が対人関係に強く集点を当て続けることである場合には、共同治療の性質は、治療が成功するかどうかを左右することになる（ローラーとネルソン　1993）。今のところ、単独の治療者による治療と共同治療の効果を比較したデータはない。[注2]

　どのような状況であれば、共同治療を行うことが正当であり、共同治療によって治療者の力も倍になるのかを考えてみたい。理由として考えられる中で最悪のものは、治療者の不安である。1人でグループ療法を行いたくない治療者は、IPTのグループを共同で行うべきではない。一方、良好に機能する共同治療者のペアは、お互いを補い合ってグループをうまく導き、治療の効果を高めることができる。治療が複雑で難しくなるにつれ、共同治療についても問題が起こってくる。例えば、パーソナリティの病理のレベルが高まると、患者の不毛なパターンに治療者を巻き込もうとする強い力が働く。1人の治療者は「理想的なよい治療者」、もう1人は「悪い治療者」、というふうに治療者たちを分裂させようとすることもある。このようなときには、治療者が2人で問題を明らかにして扱っていければ、よりよい状況を作れる。これは、緊密な協力関係の中で働くことのできる熟練したグループ治療者でなければできない。

　共同治療はよいトレーニングモデルにもなりうる。先輩治療者と後輩治療者の役割がはっきりとしているからである。共同治療を行うもう1つの理由は、治療者の燃え尽き予防である。治療者が毎週いくつものグループに関わっていると、グループの雰囲気が治療者に抑圧的な影響を与えてし

まうこともある。グループのいくつかで共同治療を利用すると、治療者の責任感と熱意を維持していくのにプラスとなる。責任感と熱意は、前向きで凝集性のあるグループの雰囲気を作るために重要なものである。

　共同治療者は、どのようにグループを進めていくかということについて真剣に話し合うべきである。2人のスタイルが同じである必要はないが、協力と統合は必要だ。共同治療者がある程度役割分担して、1人が個人に焦点を当てている間に、もう1人がグループのほかのメンバーに気を配る、というやり方もよく見られる。この役割は、ほかのメンバーが話の中心になってくると交代することもある。賢明なやり方として、各セッションの前に少しの時間でも共同治療者間で話し合い、セッション後にはもっと長めに話し合う時間を確保するとよい。この話し合いの習慣は、初めにグループメンバーの評価を共にするところから始めてもよい。話し合いの際には、信頼感と率直さのある雰囲気と、共同治療者間に必ず起こる問題を進んで扱おうとする姿勢が必要である。

　共同治療は、建設的な男女関係のモデルを示す機会にもなる。これが特にふさわしい患者もいる。例えば、摂食障害の場合、ジェンダーの問題が中心を占めることも多く、過去に本質的な外傷体験が存在している場合がある。このようなグループでは、男女で共同治療を行うことは大きな意味がある。男性同士の共同治療はおそらく禁忌となるだろう。共同治療者間の相互作用の機微には注目し続ける必要がある。なぜかと言うと、共同治療者の役割分担は、治療者自身も気づかない、あるいは認めたくない、男女の固定的な役割分担意識（ジェンダー・バイアス）の影響を受ける可能性があるからである。

　ちょっとした競争意識が共同治療者間に起こり治療を妨げることは珍しくない。患者は治療者間の微妙な意見の食い違いに敏感で、治療者たちを分裂させる危険性は常にある。治療者間の関係はグループの発達を反映していく。したがって、違いを認識するステージにおいては、治療者間でもどのような介入が最もよいのかについて意見が分かれることもあり、緊張が増すと考えられる（積極性のレベルに違いが出てきたら、要注意である）。以上の理由から、共同治療者は、セッションを共にしっかりと振り返り、

お互いの間のどんな些細な問題でも直ちにオープンに話し合おうと一致していなければならない。

グループの発達

　グループの発達については実証的な議論の長い歴史があるが、主要なステージについては合意が得られてきている（マッケンジー　1994a）。期間限定でメンバーが固定されているグループは、グループ全体が一連の段階を経ていくための環境としては理想的である。治療者はその時期にふさわしい行動を促す立場にあり、グループ全体ができるだけ早く全面的に機能するように勢いづけていく。初めの数回のセッションでは、特定の個人の問題を扱うのではなく、全体としてのグループを作ることにグループの力学を働かせる。したがって、治療者は、メンバー個人の課題とは別に、グループプロセスの性質の評価に焦点を当てることができなければならない。

　例えば、20回セッションのグループの場合、最初の5回のセッション（初期）では主に〈顔合わせ〉の課題を扱う。この時期の主な目的は、凝集性のあるグループの雰囲気を作り、前向きなグループの規準を確立し、評価の過程で明らかにされた各メンバーの課題を理解した上で、積極的な相互作用の雰囲気を作りあげることである。支持的なグループに欠かせない治療的因子である普遍性・受容・愛他主義が、この時期の課題を進める力になる。これらのメカニズムはグループという環境に独特のもので、治療者ではなく、メンバー間の相互作用に基づくものである。治療者の役割は、これらのメカニズムがうまく働くような枠組みを用意し、相互作用が現れてくるのをそれとなく促進し、メンバー全員が参加しているのを確認することである。治療者は特に、各メンバーの問題領域と目標を明らかにする話し合いが中心になるよう努める。つまり、グループは初めから、扱うべき重要な課題を中心に形作られるということなのだ。このようにグループ形成のプロセスが進められると、「変わることができる」という希望が生

まれてくる。これが主な動機づけとなり、早期に症状が軽減することも多い。この〈顔合わせのステージ〉における治療者の主な関心は、グループがどのように発達しているか、各メンバーがどのように協力し合っているか、ということである。個人の問題についての情報も、治療者にとっては、それを明らかにしていく過程でメンバー間のつながりが作られるという位置づけになる。

　顔合わせのステージの終わりに向けて、治療の中期の前に、短いステージを考えると有益である。これは、グループの文献では「違いを認識するステージ（differentiation stage）」とか「闘争ステージ（conflict stage）」と呼ばれるものである。顔合わせのステージがポジティブな雰囲気であるのに対して、このステージでは、グループメンバーが自己主張をして、挑戦的で批判的な姿勢をとる。よく見られるテーマとしては、助言や指示が少ない、現在の状況よりも過去の出来事にもっと時間を割いてほしい、グループ療法では個人の真剣な取り組みが必要だということを受け入れるのに抵抗がある、といったものがある。このステージはグループの相互作用をより深める重要な起動力となる。それぞれの話をただ聞いてサポートしていくだけでなく、疑問をぶつけあってもよいのだという雰囲気を作っていくと、グループで効果的な作業ができるようになっていく。治療者はこの移行のプロセスを評価し、グループが発達してきているよい徴候だと受け止めることが重要である。実際に、治療者の主な課題は、問題についての自由な話し合いを促進することである。このようにして、グループはより広い範囲の問題を扱っていけるようになる。対人学習の課題の多くは、メンバー間で行われるものであり、治療者から直接与えられるものではない。グループでの緊張がきちんと扱われないと、抑制された雰囲気が残り、対人学習のプロセスに欠かせない自由な意見や反応が妨げられることになる。

　治療の中期（第6～第15セッション）は〈作業のステージ〉とも呼ばれ、各メンバーの問題領域を扱うことが中心課題となる。メンバーはグループで学んだことを実生活に積極的に応用するように、と言われる。初期には目標を明確にする作業をしていたが、今度は、目標に向けて必要な変化を

起こす作業へと移り変わる。治療者は、それぞれのメンバーが自分の問題に取り組む熱意を持ち、実生活での応用がどのように進んでいるかについてお互いに関心を持つよう、励ましていく。治療はグループの相互作用のプロセスを通して行われ、グループがきちんと目標に向かうように保つことが、治療者の役割となる。

グループの治療者は、中期においてよく見られる2つの問題に注意していなければならない。

(1) デリケートな問題が明らかになってくると、患者は過去の思い出にふけろうとする傾向がある。治療者は責任を持って、現在の生活に取り組むという課題にグループを集中させていく。このためには、過去の事実を適切に理解して受け入れるということも必要だが、さらに一歩進んで、過去の出来事が現在の状況にどのような影響を与えているかを評価することも必要である。治療の中期に行われる個人面接において、対人関係の問題をより詳しく振り返り、まだあまり注意の払われていない領域を明らかにすることが必要かもしれない[注3]。あるいは、グループで各メンバーの目標を順番に話す機会を作って、それを行うこともできる。

(2) グループにおける相互作用が深まっていくと、メンバーは社会環境の代用としてグループの相互作用そのものに夢中になっていく可能性がある。実際に、多くの人が、対人関係がうまくいかないという気持ちや社会的な孤独感を何とかしたいという思いをある程度もって精神療法に参加する。そのような人たちにとって、理解されたと感じたり受け入れられたと感じたりする経験は、めったにない。グループに参加することによって、治療が行われるのではなく、自分たちの問題が解決するのだと思ってしまう可能性がある。

これらの2つの危険性に対して、治療者は絶えず建設的に、しかも毅然として対応しなければならない。

終結期は最後の5セッションである。治療者の課題は、この移行ポイン

トをはっきりさせ、焦点を終結期のものに移していくことである。今後は自分の責任で取り組みを続けるというテーマを示されると、メンバーの中には、今取り組んでいる作業について焦る気持ちが起こってくるだろう。しかし、終結を扱うためには、新しい話題の導入には制限が必要となることが多い。終結期のセッションでは、これから治療が終わるということについて抱いた感情をよく探ってみるように励ますとよい。治療で得たものを維持し、予想される難題に備えるための計画をはっきりさせるべきである。また、治療で達成したこともはっきりさせる。最後のセッションでは、きちんとした方法で別れを告げる機会を設ける。これら5回のセッションで終結のプロセスに注意を向けていくと、メンバーは、治療の終わりを乗り越える準備ができるし、治療戦略を引き続き実生活に応用していくよう促すことになる。グループが終わった直後に個人面接を行い、なしとげた変化と引き続き取り組む目標を強調するとよいだろう。フォローアップの面接は、取り組みを続けるようさらに励まし、進歩を評価する機会になる。

　グループ発達の基本的なスキームを理解しておくと、グループが進むにつれて、どのような変化が起こり、治療で強調される点がどのように移り変わるか、ということを治療者が頭に置いて治療に取り組むことができる。また、グループの取り組みが「予定どおり」進んでいるかどうかを評価するための「ひな型」にもなる（第1章の表1-1、IPT-Gの治療期とグループの発達ステージとの対照を思い出していただきたい）。

ほかのグループ療法モデルとIPT-Gとの比較

　グループ精神療法は個人精神療法と同じく、さまざまな理論モデルにしたがって行われる。いずれのモデルにおいても、グループの相互作用を適切に生かすことによって、基本的な治療のメカニズムが起こる。これらの「共通の要素」は、基本的な対人関係上の愛着のプロセスと密接に関わっている。この愛着のプロセスは、自尊心という重要な問題に結びついてい

る。したがって、凝集性のある相互作用グループには強い治療的雰囲気がある。「グループ意識」を発達させるのは個人療法において治療関係を作るよりもはるかに複雑である。IPT-Gの初期について本書で示したガイドラインは、グループの凝集性を早く高めるための支持的な治療因子をどう適用するかということを中心に構成されている。

　表2-1は期間限定グループモデルの比較である。認知行動療法に基づくグループは、特定の障害や症状に関連する共通の問題を利用しているということに注目していただきたい。このような場合、グループは、動機づけを増すために利用される。対人関係グループモデルは、IPT-Gとヤーロムのモデルに分けられる。どちらも対人関係の問題に焦点を当てるものだが、プロセスの焦点と治療戦略が異なる。精神分析グループはヤーロムのグループと共通する点が多いが、解釈技法をより多く使う。

* IPT-Gは、〈半構造化されたグループ〉である。

　治療方法は完全に構造化されている（つまり、初期・中期・終結期という明確な治療期があり、対人関係という目標を共有するための戦略と、決められた対人関係の問題領域に取り組むための戦略を用いる）。しかし、毎回のセッションの進め方はあまり構造化されていない（つまり、確立した議題や話し合いのテーマがあるわけでなく、オープンな相互作用のあるグループ環境を特徴とする）。

* IPT-Gは〈実生活の対人関係に焦点を当てる〉。

　IPT-Gのメンバーは、現在の対人関係の状況を変えたり、今ある重要な対人関係を強めたりすることに焦点を当てるよう励まされる。重要な対人関係の状況や相互作用を表現し、変化させ、検討するためにグループを用いるのであって、グループを社会生活の代用とさせないようにする。そのため、治療者はグループ開始前の面接でこの問題をメンバーと話し合っておく。グループが始まってからも、それがメンバーの問題領域（対人関係の欠如など）への取り組みと特に関係している場合以外は、グループ内のプロセスや人間関係をあまり重要視しないようにする。

* IPT-Gは〈行動志向である〉。

　IPT-Gの治療者は、グループ内で学んだ対人関係のスキルと洞察を実生活に応用することを強調する。また、治療者は、セッションの間、メンバーがそれぞれの問題領域や目標をめぐってお互いに関連を見いだすことができるよう積極的にサポートする。適切な場合には、セッション中の相互作用を患者の実生活における問題に積極的に結びつけていく。このプロセスのためには、IPT-Gのメンバーが自分の目標に向かって毎日取り組んでおり、グループに来るときには、自分が起こしている、あるいは起こそうとしている変化について話す準備ができている、ということが前提となる。

　表2-1で概説されている4つのモデルは、今日使われている臨床グループの大半を占めている。各モデルは、専門的な技法や対象となる人たちによってさらに分類されるが、すべてが共通の理論的基盤を持つ。精神療法の研究の領域では、特定の患者や症状に対して最も適切なグループモデルを選択するための、より正確な適応を確立しようという関心が高まっている。うつ病患者にIPTを行うときには、IPTマニュアルに定められた技法をフルに使いこなすとよい結果が出るという文献がある（フランクほか1991）。このIPT-Gマニュアルについても同様の所見が得られることを著者は希望している。

期間限定グループ精神療法の原則

　本章のまとめとして、期間限定グループ精神療法の戦略上の基本原則のいくつかを述べる。これらの原則に基づいて治療プロセスが構成される。これらはまた、治療者がグループの進歩をチェックする際の判断基準となる。

1. 対象となる人たちにふさわしい治療モデルを選ぶ。

2. その治療モデルへの患者の適合度を評価する。
3. その治療モデルでやるべきことに向けて患者に準備してもらう。
4. 期間を明確にする。
5. ある点において均質であるようなメンバーでグループを構成する。
6. 全メンバーがだいたい同じ程度の相互作用能力を持っていることを確認する。
7. メンバーの共通点とそれぞれの対人関係の問題領域に沿ってグループの凝集性を高める。
8. 相互作用をするグループ環境を作り、支持的な治療因子を強める。
9. グループで問題になることについての話し合いを通して、グループの作業能力を高めるようにする。
10. 焦点となっている領域について治療の中間時点で振り返り、残された時間をどう使うか考える。
11. 感情を表現したり、問題領域や特定の目標に取り組んだりすることに関して、個人の作業の焦点を深める。
12. 治療で得たことを実生活に応用するよう勧め、どの程度できているかをチェックする。
13. 最後の5回のセッションでは終結のテーマに焦点を当てる。
14. 最後のセッションでは正式に別れを告げる場を作る。
15. フォローアップのための個人面接の日程を決める。

◆注

1. むちゃ食い障害に対するNIMHの比較治療研究では、20セッションのフォーマットを使った。

2. NIMH研究では、共同治療モデルを使った。その理由は2つである。(1)グループのメンバーが9名だったため、共同治療者を加えたほうが、それぞれの個人の焦点を維持しながらグループプロセスを見守るのには役立つと考えた。(2)共同治療モデルがトレーニング方法として用いられた。それぞれのIPT-Gグループは、熟練した臨床心理士と上級の大学院生の共同治療者によって行われた。

3. NIMH研究では、治療の中間点での個人面接（第10セッションと第11セッションの間）は、患者の対人関係の目標を明らかにし、グループにおける取り組みを続ける上での戦略を発展させるために行われた。これらのセッションについて詳しくは第1章を参照してほしい。

4. NIMH研究では、それぞれの患者について治療後の面接の計画を立てた。この面接は、治療の結果もたらされた変化を振り返り、さらに続ける取り組みの目標を設定するために行われた。

第 2 部
患者個人の評価と
グループ開始前の準備をする

第3章
IPT-Gに向けての評価と準備

評価の一般的アプローチ

　評価のプロセスの目的は主に2つある。(1)医学的な診断をし、適切な治療コースを決める。(2)得られた診断情報をもとに、患者が治療における焦点を見つけられるようサポートする。

　評価には少なくとも2回の面接をあてることを強く勧める[注1]。これは大体のケースにおいて無理な時間ではない。特に、かなりの時間とエネルギーと費用が必要な治療を受けるかどうかを患者が決める場合には、妥当な回数である。

　診断には約1時間の標準的な面接が用いられる。この面接を通して、既往歴、現在のストレス、関連する心理的問題などを総合的に考えて、DSM-IV-TRの診断が確定する。したがって、面接をする際には、診断につながる情報を選び取っていかなければならない。この面接をもとに、計画しているグループにその患者がふさわしいかどうかの決断をくだす。また、IPT-Gは統合的アプローチとして作られているため、薬の使用も検討する必要がある。さらに、取り組んでいく問題領域の決定もすべきである。グループ療法についてのプリントを患者に手渡す（2章に既述）。こ

れから始めるプログラムに合わせた研究用の質問票に記入してもらうこともある。質問に答えるというプロセスは、患者にとって治療への準備という効果もあるため、質問票はお勧めできる。評価のプロセスも大きな治療効果を持ちうる。患者によっては、秘密にしてきた自分の障害を詳しく専門家に話すのは初めてだという場合もある。診断面接は、内省的なプロセスを刺激し、現実に治療対象となりうる重要な問題を見極めるのに役立つ。うつ病や摂食障害患者の評価に広く使われる評価尺度には、BDI（ベック抑うつ尺度）やEDE（Eating Disorder Examination）などがある。

　2回目の面接も約1時間かけて行うが、治療で取り組む問題領域（1つとは限らない）に関する一般的な戦略に合ったいくつかの目標を設定することが主課題となる。さらに、グループ療法について、そしてその中での自分の役割について、患者を教育する。

　いろいろな診断カテゴリーにIPT-Gを使用する可能性についてはまだ十分に検証されていないことを忘れてはならない。それでも、今のところ、IPT-Gがひどい機能不全の患者にはふさわしくない、ということはわかっている。IPT-Gを主たる治療あるいは補助治療として勧めてはいけない例は、以下のようなものである。

1. 現在、薬物依存あるいはアルコール依存のある人
2. 急性で活発な自殺企図がある人
3. 治療者に協力する努力をしたがらない、もしくはできない人
4. 急性精神病の人

グループ開始前の個人面接

　評価とオリエンテーションは、最低2回最高4回とするのが望ましい。個人セッションが4回を超えると、治療者から離れてグループという未知の環境に入ることが患者にとって難しくなる。面接のあいだ、治療者は以

下の全体的な目的を心にとめておく必要がある。
1. 患者の現在の症状をチェックする。
2. 診断を確定し、その結果について患者と話し合う（このときに、「病者の役割」も割り当てる）。
3. 対人関係質問項目を完成させる。
4. 適切な問題領域を患者と協力して決める。
5. 患者からの情報をもとに、問題領域に関わる対人関係の目標を定める。
6. グループで行うことの性質について患者と話し合い、グループ参加への準備をする。

　IPT-Gの初期に患者が個人的な課題をこなしやすくするために、グループ開始前の個人面接はきわめて重要である。ここで十分な準備がされると、グループを迅速かつスムーズに始めることができる。最初の5セッションを使って、患者の今までの対人関係（つまり対人関係質問項目）を詳しく調べ、問題領域と治療目標を定める。これらの重要なセッションで、患者は精神療法について全般的なオリエンテーションを受け、自分の障害はどんな性質のものか、回復をもたらすためにIPT-Gをどのように利用するかということについて教育を受ける。
　このような個人的な準備をほかのグループメンバーが同席する場で行うことも可能ではあるが、それはグループの貴重な時間の有効な使い方とは言えない。IPTをグループ療法に適用するには、個人の問題領域と治療目標を定め、グループという方法へのオリエンテーションをする、別の場が必要である。グループ開始前の個人面接は、患者と治療者の協力関係を作るのに役立ち、グループセッションの初期に患者を支える力となる。

◈グループ開始前の個人面接を始める

　グループ開始前の個人面接は現病歴と症状を聞き取ることから始める。現病歴を聞く際には、過去のエピソードについても振り返らなければなら

ない。特に、障害のきっかけとなった対人関係の問題や、障害の結果起こった対人関係の問題を探り、以前のエピソードがどのように解決したかを話し合うべきである。この作業を効率的にまとめたり補足したりするには、患者の対人関係上の出来事と障害の関係を時系列に沿って表にするのがよい方法である。表3-1にその例を示す。

表3-1　個人病歴表の例

年齢	問題	対人関係	出来事／状況	気分
5歳	標準体重		扁桃腺摘出	
6歳	体重が増え始める			
14歳			祖父の死	葬儀のとき悲しかったが泣かなかった。泣くのは弱さのしるしと考えていたため。
15歳	体重を気にし始める。初めての過食。減量のためアンフェタミンを処方される。		姉が結婚し、両親から借金し、夫と共に破産申請。	両親が姉にひどく失望したのを察知
16歳	「恋人の元妻が自分よりはるかに体重が重かった」ため体重をあまり気にしなくなる。一方で過食を始める。	ガソリンスタンドで働く恋人［ポール］（23歳）と出会う。	地域で注目されている父の職業と地位のために、恋人については両親に話さない。	恋人との関係は快適。両親の失望を恐れる。両親への発覚を心配。
18歳	一人になると過食	婚約	高校卒業、技術学校進学	
		姉に伝え両親には伝えない。	中絶	
	体重減少	ポールが婚約破棄	恋人が指輪を「盗み返した」（新しい彼女がはめているのを目撃）。秘書の仕事に没頭し何度も昇進する。	
	体重については前よりも楽（「恋人の妻が自分よりはるかに体重が重かった」ため）	セールスマンの新しい恋人と出会う。彼は妊娠中の妻とは別居中と言う。	恋人の妻が両親の家を見張る。両親はことのことについては沈黙。	関係について罪の意識は持たない。

年齢	問題	対人関係	出来事／状況	気分
	一人になると過食（「恋人がいないときには食べ物だけが私の友人だった」）。恋人といるときは決して食べない。	両親や友人に二人は結婚していると嘘をつく。	新しい恋人とミネソタに移る。	秘密主義（「完璧でいて、両親を失望させたくない」と願う）。ホームシック。
		同僚の配偶者から、恋人が彼女をからかっていることを聞く。	恋人を家から追い出す。出ていくときに彼女の宝石箱から彼は指輪を盗み出す。	
27歳	感情のはけ口としての過食	妊娠し子どもの父親［ボブ］と結婚。夫はアルコール依存症で「残忍でことばによる虐待」。	母親には結婚後妊娠したと嘘をつく。初めての子どもの誕生	従順、怖い
28歳		ボブがときどき彼女を突く。	「自分のエネルギーを息子に注ぐよう切り替えた」	憎しみに満ちている
32歳	「ものすごく食べた」	ボブが彼女を殴る。一度だけ彼に抵抗して彼女かアルコールかどちらかを選ぶよう訴える。	だれにも言わない。（「私たちの結婚が不幸だとはだれにもわからなかった」）	怖い
		ボブはアルコールをやめたが、ことばの虐待は続いた。	教会の青年リーダーを続ける。	教会では活動的。感情的にはよそよそしい（「それが私にとって幸せだということにした」）。
39歳		夫とのセックスは年に約2回	夫が二人の財産2万ドルを不動産につぎ込み、すべて失う。「1円も無駄にせず」貯蓄を始める。姉の貯蓄口座開設のため5千ドル送る。仕事中毒になる。	夫に殴られるのではと恐れる。従順。感情を抑えることを誇りに思う。子どもやほかの人を自分の問題に巻き込まないようにすることで自尊心を得る。
41歳	「すべてをまとめる」手段として食べる。	夫との性交渉は終わる。彼女は怒りを表現しないが、夫は彼女に、自分の金で自分の望むことはなんでもできると怒鳴る。		

年齢	問題	対人関係	出来事／状況	気分
46歳	130キロ。過去最高記録。体重増加に伴い血圧も上昇。		聖職者による結婚セラピーを3カ月受ける。	
47歳	85キロまで痩せる。成人してからの最低記録。	離婚訴訟。		
50歳		現在の恋人に出会う。	母親の死	葬儀のとき「泣いてもよいとわかっていたので、(祖父のときより) ずっとストレスは少なかった」
51歳		現在の恋人の住居に引っ越し。		
52歳	夜に相当量の過食を週に少なくとも3回。グループ精神療法を始める。	精神的な助けを必要としていることを家族に言わない。	1日14時間以上食事や休憩なしで働くことを2日つづける。	恋人との関係に満足している。

＊形式はフェアバーン (1998) の表から採用

　症状とどうつきあうかということを含めて、病気についての教育は、グループ開始前の面接で行うべきである。そうすれば、患者は治療に関わろうという気持ちを起こすし、自分の問題に対してすぐに取り組んでもらえるという感覚を持つことができるからである。病気についての説明と治療の原理を書いた「ファクトシート」も、この目的の役に立つ(NIMHのむちゃ食い障害研究で使われたファクトシートの例 (付録B) を参照のこと)。治療前の面接で何を行うか、そしてグループセッションで達成すべき目標は何かを治療者が最初に説明するとよい。IPT-Gでは目標に焦点を絞り続けることが重要だが、グループ開始前の面接はそのモデルとなる。以下は、むちゃ食い障害の女性に対して診断を下した後、治療者がどのように個人面接を進めていくかの例である。

治療者：最近食べ過ぎたときのことを思い出してください。そのとき、どうやって過食が始まったのか、具体的にどんなふうだったかを話してみてください。それから、あなたが初めて過食に気づいたときのことを話しましょう。16歳くらいの頃にはもう過

食をしていたとおっしゃっていましたから、高校生の頃を思い出して、何があったのか話してみる必要がありますね。その後で、高校生の頃から今までのことを話しましょう。この面接の目標の1つは、あなたがぶつかってきた対人関係の問題と過食とを結びつけて考えてみることです。

グループ前の面接で対人関係療法の性質について繰り返し語ることも役に立つ。このことによって、患者はなぜ対人関係に取り組むことが治療の役に立つのかを理解できるようになる。自分の病気と、これまで経験した対人関係の問題との間に関連を見いだすことが難しい場合もあるからだ。以下は、対人関係療法が自分の過食に有効であることを初めはよく理解できなかった患者に対する、グループ開始前の個人面接の一部である。

治 療 者：自分には認知行動療法のほうが合っているような気がするとあなたが言ったのはなぜなんでしょうね？

バ ー ブ：よくわかりません。対人関係療法ではなくて認知行動療法のほうが合うように感じただけなんです。それだけなんです。私には対人関係の問題がないと思うんですけど、どうなんでしょうか。

治 療 者：あなたの対人関係には問題がないと思うのは、つまり……？

バ ー ブ：だってすばらしい対人関係に恵まれていますし、友達もものすごくたくさんいます。だから対人関係は問題ではないんです。私は外向的ですから。

治 療 者：対人関係療法について少し説明させてください。特に、一般的な人づきあいではなく、非常に親しい対人関係の重要性を説明したいのです。過食の問題を抱えている方たちは、ストレスへの対処が苦手だということがわかっています。特に、自分で限界を定めることができないのです。だから、時々、ただ人を喜ばせるだけになってしまったり……。

バ ー ブ：そうなんです。

治療者：……人のことばかりを大切にして、その結果、自分を大切にすることができなくなってしまうんです。だから、自分の気持ちがためこまれたり、無理をしたために怒りが積もったりします。そうした気持ちを解消するための手段として、食べるようになるのです。

バ ー ブ：その通りです。おっしゃったことは全部私にあてはまります。

治療者：そのような考え方をいろいろな面でしてみると、過食をコントロールできるようになると思います。

バ ー ブ：だからここに来ているんです。過食をコントロールできるようになりたいんです。

◆症状に名前をつける

　症状をチェックしたら、それらの多くの症状には１つの明確な病名がつけられるのだと伝えることが重要だ。患者のうつや過食といった一連の症状が診断されたのだということ、そして、患者が経験している症状はすべてその病気の一部なのだということを説明すべきである。

　うつ病の場合、患者には次のような伝え方をすることができる。

治療者：これまで、あなたには落ち込む期間があるということ、そうなると仕事を続けるのが難しくなり、生きていくこともできないと思うほど無気力になって、生きている価値はあるのだろうかと疑問に思うときもあるということを話してきましたね。あなたはうつ病になっているのです。不眠や食欲不振、エネルギーの低下、集中力の低下、イライラして友人を避けるといった症状はすべて、うつ病に典型的なものです。

スーザン：ええ、友人もそう言ってくれました。でも、まだ信じられないのです。うつと言うと、どうしても弱さやただの怠けという印象がありますから。

治療者：うつ病になった人は多くいますし、ちゃんと治っていますよ。

あなたのうつ病を理解するために、症状が出てきた頃に起こった出来事や状況を思い出してみるというのも1つのやり方です。

スーザン：でも、うつ病というのは脳の病気なんじゃないですか？　脳血流とか、脳内物質とかの。

治療者：たしかにうつ病に関係のある化学変化もありますけれど、そういうものも対人関係の問題と関係していることが多いのです。だから、対人関係の問題に焦点を当てるこのような治療法がうつ病にはとてもよいと思うのです。

スーザン：確かに、私も対人関係のことを考えてみる必要があるような気がしていました。でも、そうする勇気がなかったのです。

摂食障害の場合には、次のような説明になるだろう。

治療者：ここまでの面接で、あなたは摂食障害と診断できます。「むちゃ食い障害」という病名です。過食することがあって、食べ始めると止められないと感じるときもある、という点では、ほかのタイプの摂食障害にもよく似ています。スイッチが入ると自動操縦される飛行機のように、ただただ食べることしかできなくなるのです。

バーブ：私がコントロールできないと感じるのはそこです……でも、私はほかのことなら何でもうまくコントロールできるのです。

治療者：その通りです。多くの人が、人生はとてもうまくいっていて、この一点だけを除けば、すべての事はちゃんとコントロールできると言うのです。まるで摂食障害が独立した別の生き物であるみたいに。

バーブ：病気だなんて知りませんでした。

◆患者に「病者の役割」を与え、その役割に責任を持たせる

症状をチェックし、診断をくだし、治療のタイプやコースを含めて患者

が期待してよいことを説明する、という作業はすべて、意識的に患者に「病者の役割」を与えることになる。回復のプロセスを説明するとわかりやすいだろう。病者の役割がどんなものかを示すことができるし、患者はできるだけ早く回復して病者の役割を抜け出すことに協力する義務があるのだということを教えることになるからだ（サッチマン　1965a, 1965b）。回復のプロセスは患者が治療に取り組むのとほぼ同時に始まるべきである。

　うつ病の患者の場合は、次のように治療を始めるとよい。

治　療　者：うつ病に取り組むためには、いろいろと大変な作業があります。ですから、うつ病のときに何が起こっているのかを理解するためにグループを利用することは意義があるのです。さあ、どこから始めましょうか？

スーザン：うつのときのことを用紙に記入していて、自分にとって、そして周りの人たちにとって、どんなだったか、本当に考えさせられました。お話しするのが恥ずかしいんですけど、私は親しくなりすぎると、相手に対してただ優しく、受け身になってしまうのです。私はそういう自分が嫌いですし、仕事では全然そんなふうにならないんです。実は、つき合った男性の中にも、そんな私が嫌だという人が何人かいました。だから、これは一体どういうことなのか、考える必要があると思います。

治　療　者：それはあなたの対人関係パターンの中で、重要な点だと思いますね。グループでその話をするとよいでしょう。あなたは恥ずかしいとおっしゃいましたが、勇気を奮い起こして、グループの早い段階で、これが自分の取り組むべきことなんだと言わなければなりませんね。

スーザン：難しいわ。ずっと昔から、愚痴をこぼしたり、自分を哀れんだりするのはよくないことだと思ってきましたから。「愚痴をこぼすんじゃない」という父の声が聞こえるようです。

治　療　者：よくご自分で気づかれましたね。対人関係のパターンは、ずっと昔から続いていることが時々あるのです。ですから、グルー

プでは、もっとはっきり主張するように努め、その結果どうなるかを確認することが大切ですね。小さな頃の経験がどれほど重要かを話し合うのはいいことでしょうけれど、本当にやらなければならないことは、対人関係を楽に持てるように、グループの中で、また、現実の生活の中で、どんな変化を起こせるかということなのです。

むちゃ食い障害の患者に病者の役割を与えるためには、次のように言うとよいだろう。

治療者：なぜあなたには対人関係療法が効果的だろうと考えるかと言うと、あなたが無理をして、他人のことばかり大切にして、自分のことは大切にしないという様子を聞いたからです。そんなことをしていると、結局、腹立たしくなって、誰も自分のことを大切にしてくれないと感じます。あなたはすべてを与えているのに、何も返ってこないのです。だから、ほかの人から得られないものを食べ物から得ようとすることが多いのです。

バーブ：私はいつも、食べ物が自分の友達だと言っていました。

治療者：いろいろな意味であなたの言う通りなんでしょうね。たぶん、あなたの人生において、食べ物だけがコントロールできるもので、いつも手近にあって、いつでも手に入れられるものだったのでしょう。けれどもあなたが自分をもっと大切にし、対人関係で今よりも対等でバランスのとれた関係を持ち、いつも自分が人に与えている一方だと思わなくなれば、食べ物とのつきあい方も変わり、過食をやめることができますね。

バーブ：ええ、とてもよくわかります。ほんとうにその通りです。

◆問題領域を決める

治療者が患者と共に問題をチェックしていく際に、最も重視するのは、

現在の摂食障害やうつ病を引き起こしている対人関係の中心問題は何なのか、患者のかかえる問題のどれなら変化させることができるのかを判断することである。治療者は中心となる問題領域が判断できるだけの情報を集めなければならない。これがきわめて重要なのはなぜかと言うと、それぞれの問題領域にはそれぞれの治療戦略があるからである。IPT-Gは期間限定の治療法なので、通常は、4つの問題領域のうち1つか2つの領域に集中して行われる。問題領域は、対人関係の問題のうち、治療によって変化しうる領域に焦点を当てて分類されている。この分類はすべてを網羅するものではなく、包括的な解説でもなく、障害の力動を説明しようとするものでもない。むしろこの分類は治療者が現実的な目標の概略を理解し、適切な治療戦略に従えるように助けるものである。

以下に、4つの問題領域について順に述べる。

〈悲哀〉

愛する人が亡くなると、抑うつ症状が現れ、1年くらい続くのは普通のことである。しかし、悲哀反応が長引いて不快な症状が軽減しない人もいる。一方、見た目は元気なようでも、悲哀反応が隠れたところで、あるいは歪んだ形で現れる人もいる。そのような人たちは、自分の症状を、喪失体験と結びつけて意識してはいないものである。長引いた悲哀反応、あるいは、歪んだ悲哀反応という形で、症状は始まったり悪化したりするのだが、そういう場合、喪失に関連する辛い感情は気づかれていないものだ。人生の重要な出来事を注意深く振り返ると、患者の行動において悲哀がどのような役割を果たしてきたかがわかるようになる。未解決の悲哀の問題をかかえた患者が、感覚が麻痺しているように感じたり、人生から切り離されたように感じることはよくある。こういった患者は悲しみや腹立たしさを感じたという記憶がない場合もある。治療の目的は、このような患者が喪の作業を進められるよう、そして喪失によってできたすきまを埋める方法を見いだして再び社会にとけこめるよう、サポートすることである。病的な悲哀を示す患者の根本にあるのは、喪失に伴う苦しい感情に耐えられないだろうという恐れのために、悲しみを体験できないということだ。

支持的なグループは、悲哀の作業を進めるのには理想的な環境である。

〈対人関係上の役割をめぐる不和〉

　患者と重要な他者との間で、相手にどういう役割を果たしてほしいかという期待がずれていると、対人関係上の役割をめぐる不和と判断される。治療の目標は、どのような不和があるのかを患者がわかるようにし、解決の糸口を作ることである。このプロセスでは、対人関係上の不和が積極的に〈再交渉〉できる状態にあるかどうかを最初に評価しておく。再交渉が無理だということであれば、それは〈行き詰まり〉の状態であって、不和が長く続いており、効果的な解決策がないということになるだろう。このような状況における初期の治療課題は、積極的な再交渉ができるように試みることである。

　一方、関係が本質的に終わっていると考えられ、本人たちにも再交渉したいという意思が見られない場合、適切な形で〈離別〉ができるようにサポートしていくことが必要になるだろう。グループは、患者が不和についてどう話し合って理解すべきかという道筋を与えるとともに、実際に食い違いを解決する方法を考える場にもなる。また、さまざまな対人関係において患者が繰り返す特徴に気づく機会にもなる。おそらく、その特徴を患者はグループの中でも示すだろう。

〈役割の変化〉

　新しい環境に適応しようとする際に起こる症状で、青年期後期から高齢期に至るまで、どの時点でも起こりうる。うつ病の患者も、むちゃ食い障害の患者も、治療を受けにくるのは中年期であることが多い。人生のこの時期には、親の介護をしなければならなくなったり、転職や失業をしたり、定年退職後のことを考えたり、配偶者を失ったり、というように、役割の変化によるストレスを経験することが多いのだろう。役割の変化に取り組むということは、アイデンティティを喪失する恐怖感も伴うものなので、患者が変化を乗り越え、新しい状況をコントロールできているという感覚を味わえるようにサポートすることが治療目標になる。このプロセスには

悲哀を扱うときと同じような戦略がある。

〈対人関係の欠如〉

　対人関係の欠如の定義は、社会生活上の深く根強い対人関係の障害である。こういった問題の多くは長期にわたっており、その結果、患者は大人として親密な対人関係を育てることができずにいる。対人関係の欠如した人は、ソーシャルスキルに欠けていることが多く、対人関係において全般的に非適応的な反応をするため、社会的・感情的な発達が阻害されている。そのような患者は社会からまったく孤立している事が多く、他人と表面的にしか関われないので、満足できる人間関係を持つことができない。このような人たちの対人関係の特徴には、感情表現が足りない、衝突を避けようとする、拒絶されることを恐れる、サポートに気づくことができない、といったようなものがある。こういった患者に対する治療戦略は、対人関係の問題点に適切な焦点を当て、よい解決方法を考えて、社会的孤立を軽減できるよう、サポートすることである。その際、どのような行動が問題へとつながってきたのかを見つけるために、過去の対人関係を振り返る。グループは、患者が苦しんでいる問題を生きた対人関係の中で見つけだし、治療的な環境の中でソーシャルスキルを改善する方法を考えるのに理想的な場である。

　患者によっては、複数の領域における治療が必要なこともある。そのような場合、はじめに焦点を当てる主要な問題領域を決めなければならない。幅広い問題を持つ患者に対しては、現在のエピソードの誘因となった出来事を調べて、焦点を絞り込むとよいだろう。しかし、焦点をどこに当てるかをめぐって治療者と患者の意見が一致しないことも少なくない。患者によっては特定の問題が自分を苦しめていることを認められなかったり、理解できなかったり、理解したがらないことがある。例えば夫婦の役割をめぐる不和のある患者が、夫婦関係を危険にさらすことを恐れて、夫婦間の問題について語るのを嫌がることがある。また、悲哀の問題を持つ患者は、毎年のうつの原因に気づいていないことがある。そのような患者には忍耐

強く接して、互いに納得した上で問題領域を決めると、治療が始まってから効果が現れてくる。

◆対人関係上の治療目標を定める

　評価のプロセスにおいて、治療者は、患者の過去の対人関係機能（家庭、学校、社会生活など）、患者の現在の対人関係機能（家庭、仕事、社会生活など）、うつや過食のエピソードに関連する対人関係の問題、そして、家庭、仕事、社会生活における最近の変化について理解を深める。これらの情報によって治療目標が確認されるだろう。治療目標は、3つを超えないことが普通である。目標は可能な限り、特定の人間、特定の出来事、特定の対人関係のテーマに関するものにすべきである。そうすることで、患者にとっては、できるだけ明確で個人的に意味のある言い方で治療目標が表現されるようになる。目標を定めたら、治療者は、患者が対人関係を改善してもっと社会に適応できるようになるために乗り越えるべきステップを患者と共に決めて、変化に向けての具体的な考え方を示す。早い時点で、各患者は自分の目標についてまとめた文書を受け取り、グループで何をやっていくのかを理解する。最終的に何を目標にするかは、初期のセッションが終わるまでに決める。

　評価を行う際には、現在のエピソードと、それを取り巻く対人関係などの環境について詳しく聞き出すことから始めるとよい。これを手がかりに、治療者は、同様のエピソードが初めて起こったときのことを患者に思い出してもらうだけでなく、同じようなパターンが繰り返されていることも理解してもらうことができる。対人関係質問項目を利用することによって、対人関係のテーマと、現在起こっていること、そして、症状とを、結びつけていくことができる。その際には、行動、認知、感情に焦点を当てる。面接の間、治療者は、患者が微妙な対人関係の問題を話すときの感情を常に観察していなければならない。そのようにして、治療者は、症状の悪化のきっかけとなっている対人関係のストレスに関する患者の現在の感情に注目していく。

対人関係質問項目の詳細についてどのようにしてチェックするかを、むちゃ食い障害の女性を対象とした次の例で見てみよう。このケースの主要問題領域は、対人関係の欠如である。対人関係の欠如の例は、ほかの3つの領域の場合よりもはるかに難しいので、どのような目標ならIPT-Gのような短期治療で達成でき、しかも意味があるか、よく考えることが必要である。

◆最近の過食エピソードを振り返る

治 療 者：では最近の過食について話していただけますか。コントロールできないような食べ方をして、止められなくて、嫌な気分になったような。

バ ー ブ：たしか月曜日の夜だったと思います。遅くまでずっと、8時半頃まで働いていました。それからタコス料理店に行きました。その日は丸一日何も食べていなかったんです。私は店では一番よく働いているはずです。休みなしで13時間半働きました。水を2本飲んだと思います。大きなボトルを2本。

治 療 者：仕事のときは朝から晩まで忙しいのですね。

バ ー ブ：ええ、それに休憩を取りません。お昼休みも取らないんです。でも、土曜と日曜は、恋人と一緒なので、ふつうに食べられるんです。彼といるときは絶対に問題は起こらないんです。タコス料理店で好きなものを3つ注文して、家につく前に2つ食べてしまいました。それから彼と一緒に、テレビを見ながら、最後の1つを食べました。自分が買ったのは、その1つだけのような顔をして、食べたんです。自分をまったくコントロールできない状態でした。

治 療 者：よく話してくださいましたね。今のはよい例です。お話をうかがって、すぐに気づいたのは、あなたがあまり自分を大切にしていないということですね。

バ ー ブ：（ささやくように）ええ、そうなんです。

治療者：あなたは、無理をし過ぎるんですよね。
バーブ：ええ、たしかに私は無理をし過ぎます。でも、「これから私は休憩に入りますから」なんて、お客さんに断れません。私の勤務時間は8時から5時までだけです、なんて言えません。私のお客さんはみんな仕事を持っているのですから。それに自分の予定が丸々2時間空く、と考えるだけでパニックになります。その時間を埋めてくれる人を捜すために、電話をかけなければ、と思ってしまうんです。

　治療者は、対人関係質問項目をチェックする際、現在の症状に影響を与えている可能性のあるすべての問題に注意を払うことを目標とする。上の例では、治療者は、患者が無理をし過ぎるという点に焦点を当てている。グループ前の面接で、問題領域に一見関係がないような問題が出てくるのは珍しいことではない。でも、患者の対人関係の問題を探っているうちに、実は問題領域の理解に欠かせない重要な問題が持ち上がってくることが多い。次の例では、自分のことを大切にするという話から、前夫との関係に話が発展していく様子に注目しよう。患者の過去の対人関係に話が及ぶ中で、治療者はこの情報（無理をし過ぎる、感情を隠そうとする、幸せなふりをする）を心に留め、患者が今扱っている問題領域だけでなく、治療目標をどこに置くかについても考え始める。

治療者：あなたがこのような働き方をしているのは、経済的な理由ですか、それとも……
バーブ：私は22年間、大嫌いな男性と結婚生活を送っていました。それで……（泣く）。
治療者：大丈夫ですよ。
バーブ：（泣きながら）夫を憎んでいましたけれど、22年間一緒に暮らしました。息子のためにそうしようと誓ったんです。そして、息子はまったく気づきませんでした。本当に、気づかなかったんです。20年間、私はすべての人をだましていました。すべ

ての人をです。20年間ですよ。このことは両親も誰も知りません。夫ですら、知らなかったんです。実は私が惨めな思いをしていたなんて、夫は知らないと思います。夫はひどい人でした。彼は自分はひどくない、ただ冗談を言っているだけだと言っていました。でも、違います。彼は私の体重についてひどいことを言いました。

現在のエピソードを振り返ったら、治療者は症状の発症と維持に関わりのある対人関係の問題に焦点を当てていく必要がある。これらの問題を話し合う際に、治療者は、対人関係上のどの出来事が患者の病気と関係があるのかを理解するように努め、そして、患者からの情報をもとに、それらの出来事の間の関連を考えていく。

◆過去の対人関係機能を振り返る

治 療 者：では、今お話しになったような過食の問題に初めて気づいた頃のことを思い出してみましょう。食べ物が自分の友達だと思うようになった頃に、ほかの人との関係で何があったのかというようなことを、何でもいいから話してみてください。

バ ー ブ：母はいつもたくさん料理を作ってくれ、私は食べたいものを何でもお弁当に持っていくことができましたけれど、過食をしていたとは思いません。16歳になって自分で運転できるようになるまで、過食をした記憶はありません。

治 療 者：では16歳のときに、何が起こったのでしょうか。その頃のことを話してみてください。何があったんでしょうか。

バ ー ブ：高校2年生でしたけれど……なかなかうまく思い出せませんね。ずいぶん昔のことですから。16歳と6カ月のときに、私は23歳の男性と出会いました。彼の元の奥さんは私より太っていたので、私はほっとしました。18歳になるまで、彼とよくデートしました。両親には内緒にしていました。

治療者：彼は離婚していたのですね。
バーブ：ええと、別居していたと思います。私とつきあうようになって離婚しました。
治療者：それで、彼との関係はどうなりましたか。
バーブ：彼はきれいな婚約指輪をくれました。でも、彼が指輪をくれたのは、私の父の地位が高かったからだと思います。彼はもともと人に1カラットのダイヤモンドを贈るような人ではなかったですから。彼とはずいぶん長くつき合って、私は妊娠しました。とても両親に言えるようなことではなかったので、違法の中絶をしました。
治療者：それはどんな体験だったのでしょうか。妊娠し、中絶したとき、あなたは自分の感情をどのように処理したのでしょう。
バーブ：何かを感じた記憶もないんです。悲しくなった記憶もありません。ただ、もう妊娠していないのだと思ってほっとしたのを覚えています。小さな町に住んでいたので、父がこのことを知ったら死んでしまうと思いましたから。

　この例で、バーブが人間関係の中で自分自身を隠してしまう傾向と、自分の感情をうまく認識できないということが、中心的なテーマとして現われてきた。これは、現在のエピソードを振り返っていたときに提起された問題と似ている。治療者は、彼女の対人関係のスタイルについて、そしてその結果過食へと陥ってしまうというパターンについて、焦点を当て始める。

バーブ：それから私はがむしゃらに働きました。20歳のとき、人から同僚を紹介されました。私はその人にすっかり夢中になりました。2年近くデートをしていませんでしたから。彼は結婚していて、子どもが2人いて、奥さんは妊娠6カ月で別居中でした。私は彼に夢中になり、彼も私に夢中になりました。そこで私たちはミシガンに行きました。できるだけ遠くに引っ越そうとし

たのです。4年間一緒に暮らしました。私たちは結婚しているとみんなに言っていましたが、本当は結婚していませんでした。両親は今でも私が2回結婚したことがあると思っています。それから、私はひどいホームシックにかかり、とても我慢できなくなりました。

治療者：ミシガンにいるときは、過食をしましたか。

バーブ：ええ、しました。バスの中でも食べていたことを覚えています。

治療者：あなたは、自分がホームシックにかかっていたことにすぐ気づいたんでしょうか。それとも、あとになって、何かのおりに……？

バーブ：あのころ、「夫」は私をからかっていたと思うんです。なぜそう思うかと言うと、夫は、一緒に働いている友人が職場で奥さんのことをひどくからかっているという話を私にしていました。たぶんそれは実は夫自身のことだったのではないかと思います。それでとても不安になって実家に帰りたくなりました。夫はセールスマンで、夜遅くならないと帰ってこなかったので、私は過食をしていました。私にとっては食べ物だけが自分の友達でした。夫が帰ってくるまでは、食べ物とテレビだけが友達で、夫が帰ってくると何も食べませんでした。

治療者：ということは、あなたは不安で孤独だったという以前に、本当のところ何が起こっていたのかわからなかった、ということでしょうか。

バーブ：本当にわかりませんでした。でも、私はいつも夫が私に言うことを信じていました。そうしたかったのです。

治療者：あなたは彼とつながっていたかったのですね。あなたのお話をうかがっていると、ずいぶん前から、何かを秘密にするパターンを繰り返していますね。今度はこの話をしましょう。ずいぶん若い頃からのことみたいですから……。

バーブ：私は今まで一度も、人前で食べたことがないんです。

治療者：いえ、食べることだけではなく、ほかのことについてもです。

最初につきあった人についても家族に話していないし、妊娠についても話していないし、ミシガンでの生活についても話していないでしょう。パートナーと22年間過ごされた日々ですら、秘密にしようとしているようですね。あなたが何かを隠しているときは、過食に特に苦しんでいるときと一致するようですね。その関係に気づいていますか。

バーブ：たった今まで、まったく考えたこともありません。全然ありませんでした。

　過去の対人関係機能を振り返った後で、治療者は現在の対人関係機能へと話を移す。この時期の面接の目標は、現在の機能と重要な対人関係の出来事、そして症状との間に、意味のある関連を患者が見いだせるようサポートし続けることである。さらに、治療者は、患者が対人関係の問題領域に変化を起こせるよう、可能性のある目標について数々の案を考えていく。

◆現在の対人関係機能を振り返る

治療者：では、あなたとパートナーとの関係について振り返ってみましょう。

バーブ：夫とは町のお祭りで出会いました。私が27歳のときでした。彼は3週間くらいかけて、先妻との間にできた3人の子どもを引き取りに行きました。彼が戻ってきたら、私たちは結婚することになっていました。私は妊娠しました。結婚した後になってから、今妊娠に気づいたと母に伝えたことを覚えていますが、それはすべて嘘で、結婚した時点ですでに私は妊娠に気づいていたんです。

治療者：ご両親をがっかりさせたくなかったからですか。

バーブ：両親をがっかりさせたくなかったんです……。

治療者：前に、パートナーを憎んでいるとおっしゃいましたよね……。

バーブ：ええ、大嫌いでした。私のことを怒鳴るときはいつも憎かった

です。私に対する彼の態度が大嫌いなんです。本当に嫌いです。

治 療 者：あなたはそのような感情をどうしましたか。

バ ー ブ：息子に注ぎ込みました。

治 療 者：憎しみを、ですか。それとも……？

バ ー ブ：いえ、愛をです。

治 療 者：すると、あなたがしたのはこういうことですね。あなたに対してのパートナーの態度がそんなふうだったので、本当に……。

バ ー ブ：……反対のことをしたんです。本当にちゃんとやりましたわ。息子はとてもすばらしい子ですもの。

治 療 者：その間、あなた自身のためには何をしていたんでしょうか。

バ ー ブ：（小さな声で）何も。

治 療 者：その間、食べることはどうでしたか。

バ ー ブ：ひどかったです。今までで最悪でした。夫と別れたときは120キロ以上になっていました。

治 療 者：パートナーと暮らしていたとき、あなたはすべてを心の中に押し込め、たくさんのエネルギーを息子さんに注いでいらしたのですね。さらに、そのエネルギーを多くの活動に注ぎ、そうやって……

バ ー ブ：教会の青年ディレクターをしていました。女性リーダーでした。そのときは幸せでした。

治 療 者：確かにあなたは多くのことをしていたわけですが、同時に、体重が増え、過食もしていたわけですね。

バ ー ブ：ええ。

◆対人関係質問項目をまとめる

　対人関係質問項目の終わりに、治療者は面接をまとめることが重要である。どのようにまとめるかと言うと、事実を確認するプロセスから、患者と協力して治療目標を決める方向へ移っていけるような方法をとる。対人関係質問項目では、治療者は直ちに最も重要な関連について患者と話すこ

とが必要になるし、時には、きわめて敏感な領域に踏み込むことにもなる。特にグループ開始前の評価と対人関係質問項目の実施の間が1〜2日しかない場合には、患者が感情的に動揺してしまうことも珍しくない。そこで、対人関係質問項目を行う際には、対人関係上の問題が症状の悪化にどう関連しているかということを患者が理解できるよう、大枠を示すことに時間をかけることが重要である。次にあげる例では、患者は問題のつながりに気づきつつあるが、まだ、症状との関連は理解できていないということに注目しよう。

治　療　者：自分の問題については誰にも伝えずに感情を押し殺し、すべてはうまくいっているのだとほかの人たちに思わせようとしてきたあなたのパワーには驚きます。息子さんを大切に育て、本当は愛情もない夫婦関係を維持してきたのですからね。すごい努力が必要ですよね。

バ　ー　ブ：大変なエネルギーです。でも、私はやったんです。

治　療　者：そうですね。今までのことを振り返ってみると、あなたはいろいろな面でそのようにしてきたことがわかります。でもその間、何かについて考えるということは……。

バ　ー　ブ：ええ、自分は何でもできるということを大変誇りに思っていました。体重以外のことは何でもうまくいっていると思っていました。実際、どんな仕事でもやることすべてうまくいきましたし……。

治　療　者：ええ、それは本当にそうです。あなたはとてもうまくやってきたんです。

バ　ー　ブ：ええ、今は自分で事業を経営していますが、とてもうまくいっています。今度はもっと大きな建物を建てて、移るつもりです。つまり、何をやってもうまくいくんです。

治　療　者：そろそろ、話を次の段階に進めてよさそうですね。人との関係に関してあなたが抱く感情の処理の仕方を改善できるのではないかと思うのですが。あなたはずいぶんうまくやっているよう

に見えるのですが、その陰でどれだけの犠牲を払っているんでしょうか。

バ　ー　ブ：それについては誰にも話そうと思いません。誰にも、牧師さんにも言ったことはありません。知っているのは先生だけです。

治　療　者：どういう意味ですか。何を知っているということですか。

バ　ー　ブ：私が話しながら泣いたこともある、ということです。

治　療　者：人には知られないようにしているのですか。

バ　ー　ブ：そうだと思います。

治　療　者：ここではどうでしたか。話すことは。

バ　ー　ブ：とってもよかったです。

治　療　者：ということは……。

バ　ー　ブ：私が泣くなんておかしいと先生が思われなければ、ですけれども。

治　療　者：そんなことはまったくないですよ。私たちのいろいろな話を通して、あなたはずいぶんたくさんの気持ちのドアを叩いたようですね。そのポイントは、あなたが今まで自分の心の中にあることをほかの人にあまり知られないように本当にうまくやってきた、ということですね。そして、それはほかの人とあなたとの関係の質に影響しているはずですね。

バ　ー　ブ：そうです。そして、先生はそれを明らかにしようとしておられる。私にはとてもつらいことです。

治　療　者：でも、やってみる価値はあると思いますよ。それに、やってみようとするあなたの気持ちはすばらしいと思います。あなたは人を失望させないことには成功してきたけれども、何年にもわたって過食をすることで、食べ物を使って心のバランスをとってきたのではないでしょうか。そうしないと、生きていくことができないからです。あなたの過食の程度は、あなたがどれほど人を「あざむか」なければならないか、という指標のようなものではないでしょうか。あざむくという言葉を、否定的な意味で使っているわけではないんですけれども……。

バ ー ブ：ええ、私は何百人もの人をあざむいてきました。
治 療 者：それは相当きつい重荷でしょうね。あなたは自分をいい人だと思っているでしょうし、そうであればあなたは正しいことをして、正直でいなければならないのですからね。でも、あなたがバランスを保つために必要なものが食べ物なのだろうという予感がします。あなたはもめ事が嫌いだし、人にありのままの自分をわかってもらうのは苦手なんです。だから、あなたは、核心に触れるのを避けたり、物事を穏便にすませたりして、誰もあなたに失望しないようにするのです。その心の隙に、食べ物が入り込んでくるのだと思います。食べ物はあなたの心を鎮め、くつろがせ、物事を忘れさせてくれるのです。そうすればあなたは何も考えなくてすみますよね。たぶん、あなたが空き時間を作るのに耐えられないのは、時間が空いたとたん、一度に多くのことが押し寄せてくるからではないですか。ずっと忙しくしていればあなたは安心なのです。
バ ー ブ：ええ、そうかもしれません。

目標の設定

　治療目標は患者の協力を得ながら治療者が決定する。目標を設定する際には、一般的な臨床的印象ではなく、面接の中で得られた情報をもとに考えるのが重要である。面接中の情報に基づいて決められた目標であれば、どんな場合でも、患者が受け入れに協力的になりやすいものである。治療目標を受け入れやすいものにするためには、患者自身が答えた質問票を一緒に見て、特別な反応を振り返ってみるのもよい。さらに、治療が始まる前に、目標の難易度を患者に評価してもらうこともよい。
　後のセッションでは、治療の中で取り組んできたことと進歩したことに関連づけながら、治療目標を評価していく。治療が進むに従い、自己理解

の深まりを反映して目標が変更されることもある。

　目標設定を始めるには、面接の中で何らかのつながりに気づいたことがあるか、また、自分で取り組んでみたい目標があるかを患者に尋ねるという方法をとってもよい。あるいは、その代わりとして、面接で感じたことを治療者が語り、目標を患者に提案し、共有している情報に照らしてその目標が的確かどうかを患者と評価してもよい。この段階で、治療者は患者に対して、治療目標は文書に記されること、最初の何回かのグループセッションでは、患者はこれらの目標についての感想を求められることがある、ということを説明しておくのもよい。次にあげる例で、治療者は、面接で得た情報を使って治療目標を作ろうとしている。

治　療　者：あなたと話しながら考えてきたのですが、今何が起こっているのか、今あなたの心の中には何があるのか、ということをもっと人に知らせるようにしていくのが大切な目標になるのではないでしょうか。あなたはそういうことを封じ込めすぎるのです。あなたが今までに築いてきたパターンは、何かが起こったときに、誰も失望させないように、もめ事を起こさないように、何も言わず、何もほのめかさず、その話を避けるというやり方なのです。ずっとその姿勢を固持して、それで効果をあげてきました。人はあなたのことを知ることができず、あなたは人と関係を作ることができなくなります。それを何年も続けてきたのです。明らかに、あなたが何かを秘密にしているときと、あなたが過食をしているときは、一致しているようですね。今も、恋人に対して同じパターンをとっていますね。

バ　ー　ブ：その通りです。ずっとそうしてきました。

治　療　者：それに、あなたはものごとを隠し、すべてが順調だというふうにふるまう傾向があるので、周りの人はあなたを求めるようになります。あなたが本当に落ち着いていて、のんきで、安定しているように見えるからです。あなたが安定しているように見せれば見せるほど、ほかの人にとっては頼りになる存在となる

のです。そこで、あなたは食べることで自分のバランスをとるしかなくなるのです。
バ　ー　ブ：そうです。
治　療　者：もう1つの問題ですが、あなたは自分でも自分のことをよくわかっていないのではないでしょうか。あなたはあまりにも多くのことを自分で取り仕切ろうとしているので、他人の心配ばかりして自分のことには気づく余裕もないのです。ですから、じっくりと時間をかけて、自分自身と、特に対人関係で起こっている問題をよく知っておくのは大切でしょうね。それができるようになれば、食べ物に頼らないですむようになるでしょう。こんな感じのことで、ほかに、取り組む価値がありそうな問題とか、食べることにもっと関係していそうな問題がありますか。私たちが今まで話してきたこと以外に。
バ　ー　ブ：今まで話してきたことにしても、そんなふうに考えたことがなかったんです。でも言われてみれば、本当にその通りです。
治　療　者：こういった目標に取り組んでいくことには価値があると思いますか。
バ　ー　ブ：ええ。
治　療　者：わかりました。それなら、グループが役に立つでしょう。大丈夫だと思いますよ。

　治療者が患者と協力して目標を設定するときに重要なことは、問題領域（例：バーブの場合は対人関係の欠如）と有意義な関連をしており、患者の個人的な状況と対人関係・社会的状況を考慮してその目標が具体的で達成可能だということである。患者の目標を書く（これはぜひ実行するように）ときにセッションで用いたのと同じ言葉や表現を使うことは戦略上とてもよい。さらに目標を現実の対人関係の中に位置づけることも役に立つ。この作業の中で、治療者は、すべての患者の目標が、患者個人の事情に合っており、グループの一連の作業にふさわしいものであるか、確認する。目標は、患者が実生活の対人関係の中でどのような変化を起こすべきかと

いうことを中心に表現するべきである。また、その変化は、患者のグループ内での作業と結びついたものでなければならない（次の例参照）。

> **むちゃ食い障害の患者の目標の例**
> 対人関係の欠如が問題領域の場合

1. 面接の中で、あなたは何年にもわたって、多くのことを秘密にして、自分の気持ちを隠してきたと言いましたね。なぜそうしたかと言うと、自分の愛する人々（父親や息子）を守るため、そして、他人とのトラブルから自分自身を守るためだったのですよね。あなたは、効果的で直接的なコミュニケーションが苦手なので、トラブルをなかなかうまく扱えないのです。そんなあなたにとって、過食は、自分のことを隠したり人と距離を取ったりするストレスに対処する一つの方法だったのです。

   目標：過食を治すためには、息子さんや恋人というような大切な人たちにご自分の気持ち（よいものも悪いものも含めて）を伝えていくことがとても重要です。これは、最終的には、あなたたちの関係をより親密なものにします。まあ、周りの人たちは「新しいあなた」に慣れなければなりませんけれども。自分の人生や、取り組もうとしている問題について話す練習をする場として、グループを利用してみてください。それが無理なくできるようになってくれば、自分の気持ちを隠すために食べ物に頼らなくてすむようになるでしょう。

2. あなたは、ほかの人（息子、人間関係、組織、客）の世話をしたり、気を遣ったりすることに人生のかなりの時間を使ってきたと言いました。そういった総合的な能力があるために、みんながあなたに助けを

求めに来て、すでに忙しいスケジュールの上にさらに余分な仕事を加えることになるのです。

目標：過食を治すためには、「ノー」と言える技術を身につけることが大切です。どういうことかと言うと、その場で責任を引き受けることができない場合に抱く罪悪感や、断ったら嫌われるかもしれないという恐怖心に立ち向かう必要があるということです。自分を肯定できないために過度の責任を引き受けてしまうという、この悪循環が、あなたの人間関係にマイナスの影響を与えてきました。このパターンに注目していくと、自分のための時間を作ることができるでしょうし、自分のためによいことをするのは、よいスタートの仕方だと思います。自分を最優先に考えることができれば、食べ物を与えて自分をなぐさめる必要はなくなってくるでしょう。この目標にどう取り組むかを話し合ったり、その進捗状況を報告したりする場として、グループはよいと思いますよ。

3. 面接の中で、自分の気持ちがよくわからなくなることがある、ということを話しましたね。特に過食をしているときには、と。過食に苦しむ多くの方が、自分の中で何が起こっているのかわからない、と感じています。そのために、重要な対人関係の問題に目を向けることが難しくなるのです。食べ物には、気持ちを鎮め、落ち着ける効果があります。自分の気持ちにもっと気づけるようになれば、気落ちを落ち着けるために食べ物に頼らずにすむようになるでしょう。今まで、過食は、あなたが自分を大切にするためにとってきた方法だったのです。残念ながら、この方法にはあまり効果はありませんでしたし、それどころか、逆効果でした。あなたは自分をコントロールできないと感じ、やる気を失ってきたのですから。食べたいという願望のきっかけになるのが何なのかを知ることができれば、こういった問題にもっと直接取り組むことができるようになるでしょう。

目標：過食を始めたり、食べることをコントロールできないと感じたりしたときは、いったんストップして自問することです。「何が起こっているのだろう。このきっかけになった対人関係の問題は何だろう。それによって自分はどんな気持ちになっているのだろう。この状況を何とかするためには、どうしたらよいだろう。」はじめは難しいかもしれません。ですから、グループの内でも外でも動揺する状況を心にとめるようにし、そのもとになっている問題や気持ちに注目してみてください。そのときに起こっているものに、です。これがうまくできるようになると、自分の悩みを隠すために食べ物を利用しなくてすむようになってくるでしょう。

うつ病の患者の典型的な目標例

◆問題領域：悲哀

　4年前に奥さんが亡くなったときは、本当に大変でしたね。癌で長い闘病生活でしたから、あなたは時間とエネルギーの大半を奪われました。さらに奥さんは要求の多いタイプでしたから、事情はさらに複雑になったようですね。お話を伺って、奥さんの死という出来事そのものがちゃんと扱われていないように感じました。あなたは葬儀の手配一切を引き受け、すぐに職場に戻りました。それ以来、3人のお子さんの世話も責任を持ってやってこられたわけですが、そちらに集中したために、あなたはご自分が感じられた悲しみと怒りを扱うことができなかったのかもしれません。

　目標：悲哀の反応が未解決の場合、うつ病のひきがねになることはよくあります。あなたは奥さんの亡くなられた頃にもう一度戻り、起こったことすべてを追体験する時間を自分に与える必要があります。これはやっかいですが、重要な仕事です。あなたは奥さんを

大変愛していたわけですが、もう一方では奥さんの強制的な性格が病気の間にだんだん強くなってきたわけです。この喪の作業を行うにあたって、奥さんからもらった手紙や写真、あるいは関わりのあった友人が助けになるでしょう。あなたはずっと避けてきたことですが、奥さんのお墓に行って、奥さんとのつながりを取り戻す必要があるでしょう。グループの中で、あなたは奥さんについてよい面とそれほどよくない面について話し、悲しむ機会を持てるでしょう。

◉問題領域：対人関係上の役割をめぐる不和

　あなたは最近のうつが、パートナーとの関係に直接関わっているとおっしゃいましたね。彼との関係に対して、あなたは２つの矛盾した気持ちを持っています。２人の関係をこれ以上深める気が彼にはあるのだろうかと疑っている一方で、人との親しい関係を求めて彼との関係に依存しきっていることにも気づいているのです。そして、この行き詰まりがあなたご自身についての感情、そして将来についての感情に影響していると感じています。

　　目標：誰もあなたに代わって決定することはできませんが、パートナーと将来の約束をするか、それとも関係を終わらせて解決するかをして、この状況を何とかすることが必要です。あなたが何年も陥ったままの膠着状態から抜け出ることが重要なのです。この関係の根底に何があるか、そしてそこからどんな感情が起こっているのかを探るためにグループを活用してください。二つの選択肢について話し、グループのメンバーから意見をもらえば、あなたが決定をしやすくなるでしょう。

◉問題領域：役割の変化

　あなたは自分が誰かの保護を必要としていて、無知で、両親は外国に住

んでいるのにまだ親の監督下にあるように感じています。両親の注意がまだ心に残っていて、その否定的なメッセージが常にあなたのうつを悪化させていることに気づいています。ご両親との関係を断ち切ることは望んでいませんが、今の交流の仕方はあなたを傷つけていると感じています。あなたは自分で人生の決断ができるようになりたいと望んでいます。

> **目標**：あなたの目標は、ご両親との間に明確な境界線を定めていくことです。そのためには、自分の足で立ち、ご両親の影響に限界を設けることが必要です。そうすれば、ご両親の期待（少なくとも期待されていると思うもの）に巻き込まれずにすみます。この課題のためには、あなたが今の状況に対してどれほど感情的になっているかを受け入れなければならないのですが、あなたの感情はきつく抑制されています。グループでは、こういう問題について話をすることができます。こういう問題について、あなたがグループの中でどういうふうに感じるのか、という感情についても話せます。また、あなたがご両親に対して過敏に反応しなくてすむように、対等な仲間を増やすことで対人関係を膨らませられるように、戦略を考えていくことができるでしょう。

◆問題領域：対人関係の欠如

あなたは創造的な興味をひそかに持っていますが、社会的にかなり孤立していると話されましたね。お話をうかがって、職場ではオープンで友好的になることができても、職場を離れるとまったく変わってしまうことがわかりました。対人関係が増えると、うつは良くなってくるものです。

> **目標**：あなたの興味に関係のある形で積極的に社会参加をしていくとよいでしょう。グループでは、あなたはほかの人と話す機会を持つことができますし、さらに深い友人関係に発展するかもしれません。また、グループに参加すれば、人が自分をどういうふうに見

ているかというあなたの不安は減るでしょうし、自分が醜いと思うあなたの意見が正しいかどうかがわかるでしょう。この目標についてグループの人たちと話し合うこと、また、セッションのときにちゃんと集中して自己開示できているかをチェックすることは大切でしょう。

グループでの作業に向けての準備

　グループ開始前の面接の最後の課題は、グループ療法に向けての準備を患者にしてもらうことである。本章の初めの例に見られるように、面接中に明らかになった患者の問題に関連づけながらグループの進め方を説明する。グループを「対人関係の実験室」と考えるよう患者を励ますのも役に立つ。他者とのつながりを育て、人間関係を作るときに自然に起こる「行き詰まり」についても詳しく検討することができ、対人関係の問題を扱う新しいアプローチを患者が試すことのできる場という意味である。最後に、患者がグループ参加によって身につけることのできるソーシャルスキルについて説明し、グループの一番の目的はそれらのスキルを実生活で実践できるようにサポートすることだと強調するのもいいだろう。人をサポートしたりされたりする、対人関係の問題を明確化する、相手にしっかり向き合う、正直なコミュニケーションをする、感情表現をする、などがグループで身につけられるソーシャルスキルである。

　対人関係質問項目を実施する際に、治療者は個人セッションを「ミニグループ」として、グループがどんなふうに行われるのかを示すことができる。特に、現在の人間関係について患者の関わり方がどんなふうに障害されているかがわかれば、グループの中でこのパターンがどのように現れてくるかを治療者は予想できる。例えば、対人関係の欠如が問題領域の患者の場合なら、がっかりした体験を話すのに漠然とした抽象的なことばを使うと、その話し方が聞き手を混乱させ、その結果として患者は相手に誤解

されたという感情を抱くことになるのだということを説明する。この「セッション内での観察」に続いて、治療者はそのようなフィードバックに対する患者の反応を引き出し、グループで似たようなフィードバックを受けたらどんなふうになるだろうかということを話し合う。この技法はグループがどのように機能するか、そして、自分の対人関係のスタイルがどのような問題を生み出しているかを患者に理解させるのに役立つ。

　治療グループがどのように役立つかを簡単に説明することも役に立つ。特に、プリントの形で手渡すとよい。そうすれば、各患者はグループに参加するという体験がどのようなものかについて質問する機会を持てるからだ（プリントの書式は付録Aを参照）。このプリントはグループ前の最初の面接で患者に手渡すべきである。そうすれば、患者は、時間のあるときに読むことができる。グループ前の最後の面接の数分を使って、プリントを振り返り、質問に答えたり患者の心配について話し合ったりすべきである。プリントの内容については、グループの初期のセッションで補強されるべきである。また、グループ精神療法は個人療法と同じくらい効果があることを示す、信頼できる臨床データがあると強調するとよい。グループの基本的なルール、特に守秘義務に関しては確認しておく必要がある。

◆グループ開始前に行う面接のチェックリスト

1. 主訴や症状について話し合う。
2. 症状の経過（病歴）を聞く。
3. 患者に「病者の役割」を与える。
4. 今の病気あるいはほかの精神科疾患での治療歴の有無を確かめる。
5. 精神療法に対する患者の期待を評価する。
6. 予後は良好だと伝え患者を安心させる。
7. IPTとその基本的な仮説について説明する。
8. 対人関係質問項目を完成させる（重要な人間関係について詳しく振り返る）。
   ●過去の対人関係機能を振り返る（例：家庭、学校、社会生活）。

- ●「現在」の対人関係機能を調べる（例：家庭、職場、社会生活）。
- ●症状と関連する対人関係の問題は何かを明らかにする。
9. 症状を対人関係という観点から説明する。
10. IPTの技法を説明する。
11. 管理上の詳細について契約を結ぶ。（セッションの長さ、頻度、治療期間、予約時間など）
12. IPTの問題領域、対人関係の目標、症状のきっかけとなる対人関係についての全般的な理解を患者にフィードバックする。
13. 治療目標について患者と協力して契約する。
14. 治療目標に向けての課題を説明する。

◆グループに関して話し合うべき問題のチェックリスト

1. グループ構成について話し合う（グループの規模、ミーティングの期間、時間設定）。
2. 出席と時間厳守について話し合う。
3. 守秘義務について話し合う。
4. 必要があれば、オブザーバーの出席について話し合う。
5. 患者および治療者の役割について説明する。
6. さまざまな例を用いてグループは「対人関係の実験室」であることを説明する。
   どういう場所かと言うと、
   - ●対人関係の問題に取り組む。
   - ●ほかのメンバーから学ぶ。
   - ●ほかのメンバーの意見、気持ち、要求を認識して受け入れる。
   - ●グループに積極的にかかわることで全般的な学習ができることを発見する。
7. 新しく学んだ技術を治療外の実生活で使うことが重要だと話し合う。
8. 幼少期の体験による影響は重要なものだとみなされるが、治療は現

在に焦点を当て、患者の今の社会生活に適用するのだということを説明する。
9. 個人面接からグループに移るのだということを予め伝えておく。患者はグループから学ぶようになり、治療者との直接のやりとりは少なくなるということを説明しておく。
10. メンバーの中には初めの数回のセッションでやめたくなる人が出てくるかもしれない。その際は、ほかのメンバーも同じように感じている可能性があるので、やめたいという感情についてグループの中で話し合うことが重要であると説明する。

まとめ

　グループ前の個人面接ですべきことはたくさんある。診断をくだし、意図するグループにその患者がふさわしいかどうかを判断するためのデータ収集が最優先課題である。治療者と患者双方にとって、主要な問題領域を判断し、協力して治療目標を定めることも、IPT-Gの初期の段階できわめて重要なことである。それ以上に重要なのは、患者の対人関係の問題が、病気の始まりとその後にどう関連しているかということを治療者と患者が見つけだす作業である。この重大な関連づけは、患者の目標の基礎となり、回復に向けて必要な変化をしていく上での道しるべとなる。グループ前の面接でこの関連づけをすると、患者と治療者との強い協力関係が生まれ、治療法と治療者の専門性に対する信頼感が迅速に生み出される。実際に、患者が自分の対人関係の問題と病気の経過の関連をしっかりと把握するほど、IPT-Gの初期をうまく利用できるようになるということが、著者たちの経験からも示されている。

◆注
1. むちゃ食い障害に対するNIMHの研究（Wilfleyら、1999）では、治療開始前の面接は2時間をかけた。面接の前に、数日をかけて、記述式による評価と、構造化された臨床評価を行った。

第3部
グループ

第4章
初期
（第1〜第5セッション）

　治療初期の課題は、グループ前の個人面接で出された課題にグループレベルでさらに磨きをかけて確かなものにすることである。個人面接からグループに移る各段階は、その前の段階の上に積み上げられていく。グループに参加するメンバーは、自分の対人関係の問題領域についての作業を始めるのだということを個人面接の中で知らされている。治療者のサポートによって自分の症状と対人関係上の問題を関連づけることができると、治療を前に進める生産的なエネルギーが生まれる。メンバーがグループとして一緒に作業することを学び始める中で、治療者はそのエネルギーをさらに大きくしていく。第1セッションから第5セッションまでがIPT-Gの初期となるが、この間に治療者が全体として目指すのは以下のことである。

- 前向きなグループの規準とグループの凝集性を育てる。
- メンバーに共通する症状と、それがどのように扱われるかを強調する。
- IPT-Gの理論と、治療におけるメンバーの役割について教える。
- 各メンバーの対人関係質問項目を振り返り、対人関係における問題と症状を関連づける。
- 主な問題領域をはっきりさせ、治療契約を成立させる。

　長期グループでは、メンバーは時間をかけて自分たちの規準を作ってい

くことが望ましいが、IPTの短期モデルでは、治療者が率先して前向きなグループ規準を作っていかなければならない。最優先すべきことは、課題を中心にグループを形作っていくということの確認である。このようにすると、メンバーは直ちにそれぞれの目標に向けて共に作業していこうという気持ちになる。初期のセッションでは、グループがIPTの枠組みの中にしっかりと根づくように、治療者が積極的に関わることが大切である。メンバーはグループの中で個人治療を受けるのではなく、グループがグループとして機能するということの確認も重要な課題である。治療が進み、メンバーがグループのルールを学んでいくと、メンバーは自分たちでふさわしい話題を選ぶようになり治療者が指示を出すことはあまりなくなる。

　第1・第2セッションで治療者は前向きなグループの凝集性を生みだすと同時に、グループをIPTの原理とプロセスへ方向づける責任がある。グループの凝集性は、さまざまな個人を機能的なグループへと変化させる「接着剤」の役目を果たす（2章参照）。第3～第5セッションで、メンバーは明確な目標を言葉で表現し、変化へのステップを踏み出すようになる。

第1セッション
はじまり

◼︎ **土台を据える**

　すべてのグループ同様、メンバーと最初に接するのは治療者である。実際、1回目のセッションで、メンバーがある程度信頼関係のできている治療者に向けて、すべてのコミュニケーションを取ろうとすることがよくある。グループに受容感と信頼感を作り出すのに最も効果的な方法は、メンバー同士の相互作用を促すことである。そこで1回目のセッションの主な課題は、メンバー間で自己紹介し合い、個人面接で話し合った問題領域にグループとして取り組みやすいように規準を作り出すことである。

　グループの全員が自己紹介をした後、治療者はグループが共有する特定

の診断名を言う。前述したが、このことによって、社会心理学などで言われる「病者の役割」をメンバーに与え、治療への希望と信頼を持ってもらう、というのが重要なポイントである。症状を振り返ったり、診断や治療について説明をしたりすることなどすべては、メンバーに病者の役割を与える作用をする。ここでは回復のプロセスを説明することが大切である。なぜなら、「病者の役割」は好ましくないものであり、できるだけ早く回復したいという気持ちにさせるからである。暗にではあるが、メンバーには症状を改善させる責任があるというメッセージになるのだ。このことについてはすでにグループ前の面接で少し伝えられているが、グループの中で再び言うことで、共に治療に取り組み、共によくなろうとする期待のもとにメンバーをまとめる効果がある。

　これからの期間、どのような方向にグループが進んでいくかをメンバーに語ることも有益である。そうすることにより、治療者は治療プロセスの秘密のベールを解き、積極的な規準と凝集性を作り出しやすくなる。規準も凝集性も、機能するグループには欠かせないものである。次にあげるのは、治療者が1回目のセッションで規準と凝集性について説明する様子の抜粋である。実際のグループでは、うつ病やむちゃ食い障害という特定の診断名に関して、こういったコメントをすることになる。

◆導入

治　療　者：皆さん、こんにちは。いよいよ始まりますね。今まで、皆さんは同じように、質問に答えたり面接を受けたりしてきました。では、まずそれぞれの自己紹介から始めましょうか。その後、最初にやっておかなければならない作業をすませて、また、皆さん一人一人についてさらに詳しく聞くことにしましょう。

◆診断を繰り返し、IPTを説明する

治　療　者：お一人お一人にはお話ししましたが、先ほど言ったように、こ

こにいる皆さんはむちゃ食い障害と診断されます。体重が重いために治療を受けにくる人の30パーセントを占める、ありふれた病気です。このグループ療法は、回復に向けての効果があることがわかっている治療法の一つです。グループ療法を受けている間に改善されたことは、グループが終わってからも続くということが、研究の結果わかっています。ほとんどの方が、治療が終わるまでには、過食症状に変化が起こり、対人関係が改善してきたことに気づくはずです。

　このグループ対人関係療法の目的は、メンバーの一人一人が、自分の過食と典型的な関連がある対人関係や気持ちに焦点を当てるように努力することです。どのようなときに難しい症状に苦しむか、今までに一緒に見つけてきましたね。皆さんはそれぞれの個人面接の中で、繰り返されるパターンを見つけて、そこから目標を作ろうとしてきました。これから先の数カ月にすることは、これらの目標に向けて積極的に取り組み、変化を起こすことです。グループ前の面接で皆さんにお話ししたように、早速、考えたり振り返ったりすることを始めましょう。そして、立ち止まって、自分の気持ちに働きかけてみましょう。

◆ **グループ構造について教育する**

治療者：これから20週にわたり、毎回1時間半ずつ集まります。各回のはじめの数分は顔合わせに、終わりの10〜15分はまとめに使います。治療はだいたい3つの段階に分けることができます。今回はお互いに知り合うためのセッションとしましょう。ただし、はじめの5回のセッションは、私と最初に作った目標を皆さんが本当に「ためしてみる」機会となります。これからの5週間で、ご自分が起こしたい変化を起こしたり、あなたが考えていたのに目標が作れていない領域を見つけたりしてください。目標を変えたほうがよさそうなら、教えてください。

第6セッションから第16セッションは、作業の段階になります。ここで皆さんは積極的に問題に取り組み、多くの変化を起こすようになります。皆さんはいろいろな領域で変化が起こるのに気づくでしょう。それは、症状であったり、生活であったり、ほかの人との関わり方であったり、グループ内でのお互いの関わり方であったりします。これらは皆、治療のプロセスに組み込まれているものなのです。
　第17セッションから第20セッションは、終結期となります。治療のまとめをし、学んだことを確かにし、グループの終結に備えます。20週の間には、時間もたっぷりありますし、たくさんのことができますよ。

◆目標に向けての協力

　目標の作成はグループ開始前の個人面接や受け入れ面接で、患者と治療者が協力して行う。1回目のグループセッションまでにメンバーは事前の面接などに基づいて決められた目標の要約（もしくは治療計画）を受け取る必要がある。次にあげる第1セッションの抜粋では、メンバーが自分の目標（問題領域、何らかの対人関係上の出来事、問題のある対人関係などについて作られたもの）を確認して、それが自分に「合う」かどうか確かめている。治療上重要なこの場面で、メンバーと治療者が協力しあっていることに注目していただきたい。

治 療 者：皆さんに手渡した目標は、しっかりと守ってください。もし、書かれていることに不満があれば、そう伝えてください。それは取り下げます。そのままでよければ、今晩のセッションから、それがほんとうに皆さんに合っているか、徹底的にチェックしましょう。この先数週間、皆さんの意見を聞いていきます。そして、目標を修正して、第6セッションまでに返却します。それが、その後の治療で取り組む内容を記した文書になります。

治療者とメンバーの間で目標についての合意があるため、これは患者にとっても逃げられないものとなる。このような合意のない場合、メンバーはセッションを休んだり、グループに積極的に参加しなかったり、脱落したり、というかたちで不満を示すこともある。

◆グループの凝集性

メンバー同士の協力やサポートをはぐくむことが、グループ発達の中心となる。グループに参加するようになった理由や自分の当面の目標などについてメンバーが話し始めたら、治療者は凝集性のあるグループを作る努力をしなければならない。すべてのグループでは初期に、普遍性、受容、愛他主義という3つの支持的な治療因子が現れてくるが、これを強化することによって治療者は凝集性を育てることができる。この3つの要素が現れてきたときに、それぞれについてのやりとりを強調することが主となる。第1セッションからの抜粋を次にあげるが、ここでは治療者がグループメンバーの普遍性を強調している。

共同治療者：そろそろほかの人から感想やコメントをもらう時期ではないかと思います。テーマの中には、何人かの方に共通しているものがあるようですね。ここに来るようになった理由が、皆とても似ていると私は思います。皆さんに共通点があるということは、いろいろな面で役立てることができるでしょう。少なくとも、あまり孤独には感じなくなるでしょうね。

キャロライン：ええ、こう感じているのは私一人ではないとわかってうれしいです。私には子どもがいませんが、ほかの人のお子さんに対する気持ちやお子さんとの関係を聞いていて、私が夫やほかの人に対して感じていることと、とても似ていると思いました。だから感情は同じだと思います。皆さんと自分が重なるときもありますし、自分が同じような気持ちになったときのことを考えています。

共通点を強調するもう一つの方法は、メンバーの話を聞いて、ほかのメンバーがどう感じたかを尋ねることである。そうすると、共通の課題が形作られ、メンバーは目標に向かって共に取り組んでいこうという気になる。

治　療　者：ジーンの話を聞いて、自分と何かつながりがあると感じた人はいますか。あなたはうなずいていたようですが。

　治療者はすべてのメンバーがすべてのセッションに参加できるよう配慮すべきである。特に、黙っているメンバーは、早い時期に優しく励ます必要がある。人のためになるようにと行われたことがあれば、有益な交流の例として取り上げるとよいだろう。グループの一体感を作り始めると、メンバーはお互いを、そしてグループのプロセスそのものを信頼するようになる。そのような環境では、メンバーが自己開示をしやすくなる。

◆問題領域について話す

　第1セッションでは、治療者はメンバーに対し、事前に明らかにされた問題領域と、それに関連した目標について詳しく話すことを積極的に勧める。このことはIPTの枠組みの土台を作るにあたって優先すべきことである。メンバーが話すことに困難を覚えるようであれば、治療者は事前の面接で話したことや関連を見つけたことについて、その場の話し合いにふさわしい形でそっと思い出させる。また治療者は事前の情報を使って、お互いの問題に光を当てながらメンバー同士を結びつけていく。これは、連帯感につながっていく。
　グループがこの段階にある間、治療者はメンバーに対して、各自の症状は対人関係上の問題と関係があることを十分に理解してもらう。事前の評価が正しければ、たいていのメンバーは、自分の病気と対人関係の関連に気づき始めた状態で、最初のセッションにやってくる。ほとんどすべてのメンバーが、この関連性についてさらに理解を深め、目標をしぼり、変化

への戦略を立てるために、さらなる指導を必要としている。

　ほかに治療者がやらなければならないことは、本来、個人的な取り組みであるものを、グループの相互作用を促進する形へ築き上げていくことである。治療者が個人の話を順に聞くと、グループが責任を持って相互作用することが減るので、避けなければならない。ほかのメンバーの話にコメントをしたり、関連のある自分の話をしたりすることを常に励ます戦略が役立つ。

　以下はうつ病のIPT-Gの第1セッションからの抜粋である。ここで、治療者はメンバーに自分自身のことと目標について話すよう導いている。事前の面接で得た情報から、サマンサに対人関係の欠如の領域における目標を明らかにさせ、ほかのメンバーも話に加わるよう促している様子に注目していただきたい。

治　療　者：今日から、皆さんは初対面の人たちと話をし始め、グループに参加するのはどんな感じかを理解していくことになります。あなたがどんな人か、そして、なぜグループに来ることになったのかを、ちょっと話してください。できれば、それぞれが決めた目標や、これからの20週間に取り組んでみたいと思っていることなどについても少し話してください。

　　　　　　次のセッションでは、皆さんの人生で重要な役割を占める人と、関係を変えていきたいと願っている相手について話し始めましょう。それが、これから少なくとも数回のセッションで話していくことです。何かが起こったり、目標に関わる問題が出てきたりしたら、そのことについて話し合いたいと思います。では、誰から始めますか。

サマンサ：では、私から。サマンサです。秘書として何年も働いています。素晴らしい夫とやんちゃなよちよち歩きの子どもがいます。一見、すべてうまくいっているようですが、実際はひどいうつです。今日、家を出るときにグループの目標を受け取ったばかりです。信号待ちの間に目を通しただけで、ちゃんと読んでいま

せん。

治療者：[グループ開始前の面接で]以前に話しましたが、大切なことは、ほかのメンバーが今日何を話しているかであって、評価されるかどうかではない、ということです。両親に評価される必要もなければ、ほかの人から肯定的なフィードバックをもらうとか、何かいいことを言ってもらう必要もないのです。特にパートナーから……。

サマンサ：ええ。

治療者：それはとても大切な関連があると思いますが。

サマンサ：そうでした。先生にお会いした後、私は車の中で泣きました。先生たちお二人にお会いしてから、ずっとそのことを考えていました。心に触れるものがあったのです。もう何年間も治療を受けてきましたが、お二人の面接のように心に響くものはありませんでした。

治療者：それに、職場でも問題を感じていると言っていましたね。職場では自分に口出しする権利がないと思って、欲求不満に陥っていると。

サマンサ：そうです。

治療者：そうですね。それから——キャロライン、あなたも同じことを言いました。自分を表現する権利などないと思うと。

キャロライン：私の場合、家の方がひどいです。職場ではそれほどでもありません。誰の感情も害したくないので、自分で隠しています。重荷に思われたくないのです。

治療者：……それで、自分の感情について人に話すことは、よくないと感じているのですね。

サマンサ：ええ。でも、そうすると、私の中でも、人間関係の中でも、もっと問題をひき起こします。

キャロライン：私も同じです。自分の気持ちを話すのは、とても大変なのですけれど。

治療者：どなたかこの問題に自分も関連があるという人はいますか。

むちゃ食い障害のメンバーの最初のミーティングで、タミーは自己紹介をし、自分の目標と対人関係の悩みについて話すよう勧められた。サマンサ同様、タミーの主な問題領域は対人関係の欠如である。タミーははじめ、どうやって自分の目標にアプローチしたらよいかわからないとこぼしていたが、治療者が、過食の症状が親しい対人関係と関連していることを明らかにして、タミーの不満を解決していく様子を見ていただきたい。治療者は、彼女が事前の面接で提起した問題についても考えるように促している。ほかのメンバーもこの探索に加わるよう励まされている。

タ　ミ　ー：私はタミーです。離婚経験者です。犬が2匹いますが、子どもはいません。30年間、市場アナリストとして勤めた後、退職し、自分で事業をしています。高校生の頃から、何か悪いことが起こったときにその穴埋めとして食べてきました。セルフヘルプの本を読んで、どこが悪いのか探してきました。父からは言葉と暴力でひどい虐待を受けました。母を見ていて、黙っているのが一番安全だと思うようになり、その逃げ道として食べるようになりました。紙に書いてあった私の最初の目標は、実はよく覚えていないのです。どうやってそれにアプローチしたらよいのか、全然わからないからなんです。それで、フィードバックを受ける必要があると感じたのです。

治　療　者：お父さんはまだ、生きておられますか。

タ　ミ　ー：ええ。両親とも生きています。父親との関係はよくなりました。父は2、3年前、死にかけたのです。父は退院したとき、かなり喜んでいました。あんなに優しい父は見たことがありませんでした。今では別れぎわには必ず「愛している」と言います。これが、私の求めていたことなのですね。私の中の小さな子どもが切実に求めていたというのではなく、大人の私が確かに父に求めていたことです。このおかげで、父の愛を受け入れやすくなりました。私はずっと怒っていて、もう二度と父を許さないと言っていたのに、今では受け入れているようなものですか

治療者：ら。
治療者：お父さんとの関係が今ではすっかり好転したのは、よかったですね。それはとても大切なことだと思いますよ。あなたが今、話してくださったことによると、あなたは自分の感情を押しつぶして、感情の一部をためこむというやり方をとるようですね。
タ ミ ー：そうです。
治療者：そうやって、あなたの人間関係がおかしくなって終わっていったことがあるのではないですか。あなたにとって、いろいろな問題を起こしてきたのではないでしょうか。
タ ミ ー：そうですね、私にとって誰かと関わりを持つということは、「この人は、私にどんな人になってほしいのだろう」、「私がそういう人になれば、この人は私を愛してくれるだろう」と考えることなのです。それに私は本当にもめ事が嫌いなので、黙って、ひきさがって、波風を立てないようにするのです。
治療者：そこにあなたの目標の1つがあると思いますよ。少し時間をとって、そのことについてよく考え、話してみましょう。タミーの話から、何か思いついた人はいますか。
ト ッ ド：タミーの話を聞いていて、私も同じことをしていると思いました。特に、デートのときに。それで、デートはやめたのです。すると、もっと孤独になりました。それで困っているのです。

　さらにこのセッションでメンバーは、自分の目標について話した。

◆総括

　治療者は各セッションの終わりの「総括」と呼ばれる時間に、意見を求める。このプロセスはメンバーの参加の度合いと感情の状態を知るのに役立つ。ときどき、メンバーはセッションの間、非常に感情的になることがある。そのようなときは、帰る前に短い振り返りの時間を持って、気持ちを落ち着かせるといい。以下の例では、治療者がメンバーの心配に気づき

ながらも、その場での開示を勧めていないことに注目してほしい。

治療者：さて、残された時間は数分ですので、まとめに入って、今夜がどうだったか、皆さんがどう感じたかをうかがいたいと思います。何かありますか。サム、はじめてのグループセッションはどうでしたか。

サ　ム：とてもよかったです。私はまだ隠していることがあるのですが……。いずれ、お話しするようになると思います。

治療者：そうなると思いますよ。

サ　ム：かかりつけの医者にも話していないことがあるのです。家族の多くにも。体の病気ではないのですが、私が隠している過去について、医者は知る必要があるだろうと思えることです。いつか、話したくなったら話すと思います。

治療者：ここがもっと話しやすい場になることも大切なプロセスですね。ほかの人は、今日、いかがでしたか。

　最後の15分間でサムが話した気がかりについて、次のセッションで彼に話す時間を与える必要があるのは明らかである。治療者は次回、必ずこのフォローアップを行うこと。

◆まとめ

　初回のセッションで取り上げることはたくさんある。治療者はすべてのメンバーに気を配る必要がある。ここで提案されたアイディアは、必要があれば2回目のセッションで振り返る。すべてのメンバーがそれぞれの最初の目標についてどう思ったかをうまく引き出し、メンバーがお互いのことと共通の症状について少しずつ知るようになれば、治療者としての働きを果たしたことになる。初回のセッションの主な目的は、メンバーが自己開示しすぎずにグループに参加することである。グループ前に幅広く準備をしてIPT-Gの目標を設定するので、メンバーが「勢いづいて」はじめ

のセッションに来ることも珍しくない。そのようなことが起こったら、治療者は、お互いを知るための時間はたっぷりあるから、最初はゆっくりやるように励ますとよい。初回のセッションで自己開示しすぎるメンバーをそのままにしておくと、ほかのメンバーは自分もそうしなければならないと思ってしまい、不安で落ち着かなくなる（第1セッションでやるべきことのチェックリストは、章末表4－1）。

> ### 第2セッション
> メンバーの役割

　第2セッションのはじめに、治療者はメンバー同士が再び自己紹介し合ったり、初回のセッションについての質問をしたりするよう、提案するとよい。この議論を聞いて、治療者はメンバーがどの程度グループについて理解しているかを把握できる。この段階でメンバーにIPT-Gにおける役割について教えると、特に効果がある。どういう役割かと言うと、自分が悩んでいるとき、あまりよくわからないとき、グループやメンバーに対して少し苛立ちを感じているときに、治療者に知らせることである。治療目標にきちんと焦点を当てている限りにおいては、メンバーは積極的にセッションの進む方向を決める役割を担う。この指針は治療者が第2セッションのはじめに語るとよいが、必要に応じて途中にはさんでもよい。

治 療 者：メンバーとしての皆さんの役割について、一言いっておきましょう。セッションの中で、なぜかはわからないけれど落ち着かなかったり、その場の話題のせいで自分がひきこもってしまうように感じるときがあるかもしれません。そのときは、その思いを「閉じ込めて」しまうのではなく、むしろ、外に出すことが大切です。こちらからある程度の枠組みを作ることはできます。しかし、セッションの会話をみちびいていくのは皆さんであり、口火を切るのも皆さんです。症状についてはあまり話の

中心にしません。けれども、みなさんがグループに参加して目標に取り組むことで症状がどのような影響を受けるかは、大切なポイントです。

◆感情の状態

　第2セッションで治療者がやらなければならないことは、グループの内外を問わず、自分の感情の状態に気づくことがいかに重要であるか強調することである。この技法は早めにメンバーに教えておくとよい。なぜなら、この技法によって、心の中の反応に気づき、その心の反応が対人関係と症状にどのような影響を与えているか、メンバーが理解を深めることができるからである。次に、むちゃ食い障害のグループの第2セッションからの抜粋を記すが、ここではマークが自分の感情と症状の関連を見出し始めている。そこで治療者はメンバー全員に自分の感情に気づいて認めるよう促し、それを対人関係の中で理解するよう勧めている。

マ　ー　ク：私は、自分が否定的な感情を持っているということに気づきました。いろいろなことに対してです。そして、その感情があるレベルに達すると、私は「びっくり箱」に突っ込んでしまうんです。私は閉じてしまうのだと思います。食べるのとは別の次元で解決しなければならないと思っています。指摘されたとおり、私は食べることで自分の感情を麻痺させているからです。そして、何が原因で私はそうなっているのかを見極めないといけないと思います。性生活がないことが問題なのか、わかりませんが。

治　療　者：これは皆さん全員に早速やっていただきたいことです。何をしていて、いつ過食をしたか、よく考えることです。過食に向けて自分が切り替わったタイミングに、気づいていただきたいのです。同僚と気まずいやりとりがあったときでしょうか。人間関係の悩みについて考えたときでしょうか。今晩、皆さんは、

ここでの人間関係を何とかするために、人と距離をとってみたり、孤立してみたりしたかもしれません。あるいは、これからいろいろなことが明らかになってくるにつれて、そんな態度をとるようになるかもしれません。そうであれば、この問題を取り上げるのには最高のタイミングです。やってみましょう。

　治療者はメンバーがグループのやりとりから退こうとするときを見極める必要がある。よくあるのは、グループの中の何かにメンバーが反応して、自分でも理解したり表現したりすることができない内的な反応を起こしてしまうことである。次の例はうつ病の診断を受けたメンバーのグループであるが、治療者は一人のメンバーの変化に気づいている。自分の感情に気づくよう治療者が促すと、メンバーは何が問題なのかに目を向けることができるようになる。

　メンバーの一人が初期のセッションで黙りこんでしまった。治療者はこのことに気づき、いつからそうなったか思い返してみた。彼女が黙るようになったのは、ほかのメンバーが彼女のことを自分の母親に似ていると言ってからだった。そう言う前に、そのメンバーは母親について否定的な表現をしていた。治療者は彼女の沈黙を指摘し、どんな思いでいるのか、やさしくたずねてみた。彼女はひどく躊躇したが、自分がここにいるべきなのかどうかわからない、ほかのメンバーの感情を害してしまうから、と言った。彼女は泣き出し、自分が出来損ないであるために今まで一度も本当に受け入れられたと感じたことはないと言った。グループはすぐに反応し、彼女をもう一度グループの中に入れようとした。そして、そのときの発言がどういう意味なのか、問いただす権利が彼女にはあるはずだ、と指摘した。これがきっかけとなり、自己主張をせず人のいいなりになってしまう彼女の対人関係のあり方について注目することになった。

◆**対人関係の振り返り**

　第1セッションでは目標を振り返ってみたが、第2セッションではメンバーの重要な対人関係やその欠如がもっと明らかになるよう治療者はグループを導く。対人関係を振り返ることは、さまざまな点でIPTの枠組み作りに役立つ。また、それぞれの目標は対人関係に関連しているので、目標についての話し合いから対人関係の話へ移行するのは容易であることが多い。こうした対人関係についてグループの中で話し合っていくと、自分が他人に何を期待しているのか、そして関連する感情はどのようなものか、ということをだんだんと考えられるようになってくる。こうやって考えていくと、どのような変化を起こしたいのかということを決めやすくなる。さらに、対人関係という枠組みの中でメンバー同士の理解もより深まる。こうして凝集性が増していくと、メンバーは皆、似たような対人関係で悩んでいるのだということに気づく。このような全体像が見えてくると、メンバー同士が助け合って目標を修正したり取り組んでみたりできるようになる。

　グループ開始前に準備をし、第1セッションで目標を検討すると、第2セッションまでには、自分の問題領域に対してどんな新しいアプローチを試し始めたかを、メンバーの何人かが話し合うようになる。そのようなメンバーの努力を強調しながら、治療者はほかのメンバーも自分の問題領域への取り組み方がわかるようにサポートする。この作業に焦点を当てるのは第3セッション〜第5セッションであるが、メンバーを励ましてこのような最初の一歩を踏み出してもらうことにはいつでも価値がある。これは、日常生活に変化を起こそうとする努力が目標達成のためにはきわめて重要だという、治療者からのメッセージなのである。

　以下の例では、メンバーが自分の対人関係について話している。ロバートは自分の過食症状について長々と話しているが、症状の話から離れて、妻や父親との現在の関係における悩みに気づくよう、治療者がロバートを優しく導いていることに注目してほしい。ロバートを導く上で、治療者はグループの話題がつねに手近な現在の課題からそれないようにしている。

同時にロバートに対し、妻との関係を変えるという目標に向かって取り組むよう励ましている。

治　療　者：皆さんが作った目標の多くは、生活における重要な人物が中心になっています。過食の多くは、対人関係の問題か、対人関係が欠如していることが中心になって起こります。今まで、目標が自分に合っているかどうかを話し合ってきましたが、重要な人物についても話していきましょう。これは、皆さんがお互いをもっと理解することだけが目的ではありません。対人関係の目標がいくらか達成できるという意味でも、皆さんの役に立つ機会となるのです。

ロバート：先週は私にとって、食べるという点では結構いい週でした。仕事に多くの時間を取られて、食べる時間がそれほどなかったからです。それはよかったのですが、日曜日にはやってしまいました。仕事を終えて家に帰り、料理をし始めました。そして、電話がかかってくるまで、やめることができませんでした。昨夜、電話がかかってきてくれて助かりました。そうでなければ、朝までずっと食べていたでしょう。

共同治療者：あなたのお話をうかがっていると、ほかの多くの方が話してくださったのと同じように、食べることがくつろぐ方法、そして、ストレス解消法なのですね。友達やパートナーなどと話をしたり何かをしたりする代わりに、食べ物に向かうわけですね。

ロバート：ええ、確かに冷蔵庫の前ではくつろいでいますね……。

共同治療者：目標に向けての取り組みはどうなっていますか。奥さんとの関係は？

ロバート：まずまずです。妻とは以前よりよく話すようになりました。妻はあまり話し合うことに慣れていなかったので、ちょっと戸惑っています。でも、このグループと私の目標について話しましたので、なぜ私が質問をしたり話をしたりするのかという理由は妻もわかっています。妻は一人を好むタイプで、あまり話も

しません。ですから、こういうことをするのは、私たちにとってもとても変な感じです。まるで妻から情報をこっそり聞き出そうとしているみたいな気分です。

共同治療者：もっと話し合うということが、まず、あなたが取り組まれていることですね。もう、そうやって始められているとはすばらしいことです。ほかにも同じ目標を持っている方が何人かいらっしゃると思いますが。

ロバート：ええ、妻といろいろな話をするようにしていますし、私の父に対する感情についても話すようにしています。父は退院したばかりです。長い間父とは離れていて、最近やっと仲直りしたところです。それでできるだけ、父を身近においておきたいと思っています。

ナンシー：お父さんがよくなられてよかったですね。

ジーン：前に言ったと思いますが、娘が私の居場所を見つけたんです。何年も前に養子に出した娘が……。

　この抜粋の最後では、ジーンが何年も前に養子に出した娘の居場所がわかったという、ロバートに似た経験を話している。もしもロバートが自分の症状について話し続けていたら、グループ全体もすぐに症状の話になってしまい、対人関係について生産的な話ができなかっただろう。

◆目標の修正

　治療者はグループ前の面接に基づいて目標を書いた文書を作るが、メンバーが目標の見直しを必要とすることもある。メンバーが自分自身の言葉と考えで目標を立て直すことには意味がある。特に、治療者の書いた目標が明確でなかったり、本人には合わないように思えるときは重要である。以下に、第2セッションからの抜粋をするが、これはそのような例である。過食の症状に悩むウェンディは、自分の対人関係、特に夫との関係について話してきた。その後、治療者が彼女に目標が合っているかと尋ねると、

こう答えた。

ウェンディ：私は自分の目標をすっかり書き換えました。私は食べ物に頼ってしまうのです。人が私をがっかりさせたときに……。
治療者：どんな目標だったらピンとくるでしょうか。
ウェンディ：私は食べ物ではなくて、自分の決断に頼りたいのです。ときどき、夫の気持ちばかり気にして、自分では何も決められなくなってしまうんです！　夫との関係を今話していて、そのことにますます気づいてきました。
治療者：あなたが自分の気持ちをはっきりさせないために、どれほど人との関係が複雑になっているでしょうね。では、自分の気持ちをもっと信じて、もっと自己主張していくことが、目標になりますか。
ウェンディ：ええ、夫との関係では、そういうことになりますね。私は遠慮し過ぎていました。

　先に指摘したとおり、メンバーが自分の気持ちの複雑さを認め、対人関係の問題の全体を理解し始めるのは、最初の2回のセッションで、グループに参加し、信頼関係が育ち、自己開示をする、という体験を通してである。これをうまく励ましていくと、メンバーは、気づいたことに応じて目標を修正していくことができる。次にあげるのがそんな例である。

　トムは37歳の既婚男性で、子どもが1人おり、教師として働いている。グループ前の面接と第1セッションで、彼は、9年間幸せな結婚生活を送っており、少なくとも生活の1つの領域は問題ないと述べた。そして、自分の目標は、仕事場でうまく自己表現をすることだと言った。彼は自分が望んでいるポストへの昇進に二度目の失敗をした。その頃、彼のうつ状態は非常に悪くなった。第2セッションで彼が重要な人間関係について話しているとき、妻に対して不愉快な気持ちの高まりを感じた。彼は自分が昇進できないことで感じている痛みについて、妻には打ち明けたくないと思

っていることに気づいた。その話をもっとするように治療者が励まし、メンバーが耳を傾けていると、彼は妻との間に距離ができているということに気づいた。自分で作っていた思い込みが崩れると、それまで自分では「問題ない」と思ってきた領域について、もっとよく見つめたいと思うようになった。彼は結婚生活に親密さを増すことを目標の１つに含めることにした。

◼感情の抑制

　第3章で述べた技法で目標設定をすると、対人関係の機能がなぜ非適応的になっているのかという中心的な問題が明らかになる。グループの初期のセッションはこの点を中心に組み立てられることになる。メンバーの感情が徐々に強くなり、抑制のための戦略が必要となることもありうる。特に治療がスタートしたばかりのときには、治療者はこの点において全メンバーをよく観察する必要がある。毎回、セッションの最後にざっくばらんに報告をしてもらうのは効果的である。治療者が「今回のセッションのように、微妙な問題について話すのはどんな感じでした？」とたずねたり、「家に帰ってから、今日話し合ってきたような大切だけれども難しい問題について考えるのはどんな感じがするでしょうね」などとたずねてみる。感情が高まっているようであれば、治療者は少しペースを落とすこともできる。「ちょっとゆったりして、深呼吸してみましょう。そして、少しリラックスしましょう」。うつ病のグループで、ひどいうつ状態の人が何人かいる場合には、絶望感と無力感がその場の空気を支配してしまって、ほかのメンバーの士気をくじくことがある。ときにはたった１人のメンバーが、エネルギーの低下や集中力の欠如といった症状を理由に、変化することなど無理だと言い続けてグループ全体を支配することもある。このような場合によく使われる理屈は、うつ病は脳の障害によるもので人が変えようとしてもコントロールできない、というものである。繰り返し症状を訴えてもろくな結果は得られないということをしっかり心に留めておくと役に立つ。グループのはじめに症状を話題にするのは、お互いに共通点があ

ることを知らせ、受容の気持ちをもたらすことが目的である。しかし、この時期を過ぎれば、症状に焦点を当てた会話は減らす必要がある。そのためには、治療者は、グループがやるべきことにとどまるよう、どちらかというと指示的で頑固になる必要もある。

◆グループが社会の代わりになってしまう

　初期のセッションでグループの凝集性が高まると、メンバーの中にはグループを一番の人間関係と考えたくなる者も出てくる。凝集性のあるグループが持つ支持的で包容力のある雰囲気は、グループ精神療法の長所の1つである。治療者は常にアンビバレントな立場にあるが、グループで話し合っていることを、治療以外の対人関係に応用してみることが重要なのだと絶えず強調しなければならない。このために役立つ方法は、実際に外でどのように実践したかをグループで報告してもらうというやり方である。IPT-Gではホームワークを課さないので、治療以外の場でやってもらいたいことは、治療者が言葉で明確に伝える必要がある。

◆まとめ

　第2セッションでは、メンバーが自分自身や対人関係などについてよく語るようになるため、グループの雰囲気が高まる。メンバーが自分の生活における中心人物について語り、メンバー同士のつながりを示し始め、症状と対人関係の機能について少しでも理解を示してくれば、グループは軌道に乗っていると言える。第2セッションで懸念されることは、ふつう、セッション中に起こってくる感情をメンバーがどう認識してどう扱うかということに関連している。感情に圧倒されてしまい、（うつ病の人であれば）翌日の仕事を休みたくなったり、（過食症状のある人であれば）後で過食をしたい気分になったり、ということをほのめかす人もいる。しっかりした総括ができるよう時間をとると、メンバーはセッションを終える心の準備ができる。また、メンバーはこのグループに「合っているか」というこ

とを心配したり、グループが自分の役に立つのか疑問を抱いたりする。そこで、メンバー同士の信頼関係ができてくるとグループはもっと居心地がよくなると伝え、グループに参加し続けるよう励ますとよい。第1セッションと第2セッションで提起される問題を土台として、それからのグループが発達していく（第2セッションでやるべきことのチェックリストは、章末表4-2を参照のこと）。

第3～第5セッション
初期の最後の段階

　グループメンバーの数や協調性の程度によっては、治療の初期にやるべき課題をすべて終えるのに時間がかかる。第3セッションから第5セッションは、次の段階である「作業の段階」に向けてメンバーが準備をするための調整期間となる。この期間、メンバーは絶えず自分の目標を改良していく。また、日常生活の中で目標に向けての取り組みを始める。第5セッションまでには、メンバーの大半が自分の目標の1つか2つに取り組み始めていることが望ましい。

◆フィードバック

　第1・第2セッションを受けて、第3セッションまでにはメンバーはそれぞれの取り組みに力を費やすようになっている。この時点で、メンバーは、回復のためには自分自身と自分が直面している問題についてもっと深く開示する必要があると考えるようになる。しかし、そうしようと努力しても、他人がどのように反応するかということに対して用心深くなってしまう人が多い。この頃までにメンバーはお互いをよく知るようになっているので、以前よりは助けになる有意義なフィードバックをすることができる状態にある。この段階で治療者は、ほかのメンバーからの反応や意見を求めるよう勧める。それは、ほかのメンバーの孤立感を弱めることにもな

るし、考えの現実性をチェックすることにもなる。次の例のように、1人のメンバーが励ましの言葉を述べることによって、ほかのメンバーが時に自分自身に関して抱く無意識の恐れを追い払うこともある。

治療者：ヘレン、少し確かめたいことがあるのですが、さっきとても大切なことを言いましたね。あなたは誰にも――家族以外の誰にも――息子さんが自閉症であることを言っていないと。それを話すとどう思われるのでしょうか。

ヘ レ ン：私が話さないのは、このことをほかの人が知ったら、「まあ大変、息子が自閉症なら、彼女もどこか悪いところがあるに違いないわ」と思うのが怖いからなんです。

治療者：こういう状況でとても重要なことは、他人があなたのことをどのように思っているか、本当に考えてみたことがあるのか、ということなのです。今が実際に尋ねてみるチャンスです。だって、何を言っても、結局は「人が私のことをどう思っているかはわからない」ということになるんですから。何を言いたいのかというと、「じゃあ、ちゃんと尋ねて確かめてみたらどうですか」ということなんです。

ジ ー ン：ヘレン、私の夫は、やはり心の病を持っている私の妹と今年になるまで会ったことがなかったのよ。結婚して21年にもなるというのに！　だから、隠しておくということは理解できるわ。家族の中で心の病気について扱うのは本当に難しいことですもの。

〈フィードバック〉という言葉について、一言注意しておこう。治療者はふつうこの言葉を技術的な意味で使うのに対し、メンバーは矯正的で批判的な指示をすること、あるいは「アドバイスを与えること」と解釈していることがある。だからメンバーには特に、肯定的なフィードバックをするように明確に伝える必要があるだろう。フィードバックは、自尊心の中核的な問題を扱う際の強力な方法となるからだ。メンバーが、支え合うと

同時に、難しい問題に対して建設的な助言をする責任が自らにあると考えるような雰囲気を作り出すとよい。

◆目標に取り組む

　メンバーの中には、決められた目標に向けて取り組んだり、毎日の生活の中に応用したりすることに困難を覚えている人がいるということに治療者は気づくかもしれない。目標をはっきりさせる作業を続けたり、グループをどう利用するかという理解を深めたりする必要のある人がいるかもしれない。グループに十分溶け込めていない人がいるかもしれない。これは重大なことである。そういうメンバーはグループから脱落する恐れがあるからだ。その人たちがグループをどのように受け止めているか、そして、グループ内でのその人たちの役割は何か、ということを探る必要がある。ふつうは、ほかのメンバーがこの作業に協力してくれる。

　それでも、どこから始めればいいのか、戸惑っているメンバーがいるかもしれない。そのような人たちは、問題領域は1つか2つだが、それぞれの問題領域の中にいくつかの目標を設定されている。そのため、どこからどうやって手をつけたらよいのかわからない、という気持ちになってしまっている。治療者はこのようなメンバーに対し、目標を設定し直したり、どこから始めるべきか決めてあげるとよいだろう。このような状況では、メンバーはまずどの目標に手をつけるべきかを特定してもらうことが励みになる。こうすると、変化に向けてただ呆然としてしまうことが少なくなる。また治療者はメンバーに、「すべてがわかる」までじっと待っているのではなく、自ら一歩を踏み出すことを勧める。

　以下の抜粋では、初期のセッションでよく出てくる3つの課題を扱っている。最初の例で治療者は、メンバーの中にはまだ援助が必要な人もいると話す。これに応えて、サマンサが、自分の目標に向けて何から始めればよいのかわからず悩んでいると言う。まず、サマンサの問題に対する1つの解決方法を示すため、治療者はほかのメンバー（ナンシー）が取り組んできたことに目を向けさせる。それから治療者は、サマンサが慌てて行動

を起こすよりも、落ち着いて自分の気持ちを見つめられるようサポートする。最後に治療者は、むちゃ食い障害のグループではよく見られるこの問題について、つながりがある人がいるかどうかを尋ねる。

治 療 者：数週間のうちに私たちは治療の中での「作業の段階」に入りますので、その準備として、どの程度、目標が皆さんに合っているか、またグループの進み具合が全体としてどんな具合か、知りたいと思います。皆さんの中には、すでに問題への取り組みを始めている方もいらっしゃいますが、まだ目標がはっきりつかめないという方がいらっしゃったら、ぜひ、今日話してください。

サマンサ：自分の目標を見ました。すごい目標だと思いながらも、私はもう1つ加えてみようと思って、書いてきました。お見せしたほうがいいでしょうか。

治 療 者：ぜひ見せていただいて、少し検討したいですね。それから、ナンシーが前に話していましたが、過食をしたくなるときにちょっと我慢して、何が起こるかを見てほしいのですけれど。

サマンサ：何が起こったとしても、それをどうしたらよいかわかりません。

治 療 者：では、あなたにとっては、何が起こっているのかに本当に集中してみることが大切ですね。

サマンサ：ええ、でもそれがわかったとしても、私はどうしたらよいのですか。

治 療 者：大丈夫ですよ。あなたは自分に起こっていることに対して、自分がどんな気持ちになっているかわかりますか。

サマンサ：ときどきはわかります。「人はこんな私がいやだろうな」とか「こういうふうになるだろうな」と不安になるか、腹が立つか、です。自分でわかったとして、だから何なのでしょう。どうしていいかわからないので、食べるんです。

マ　ー　ク：僕の場合、食べても、前ほど楽にならなくなった。食べ続けることが、自分を助けていると思えるかい？

サマンサ：ええ、一時的には。確かに、問題の解決にはならないけれど。
治療者：ですから今の時点であなたに大切なことは、そのようなときに何が起こっているのかに注意してみることです……そうしたら次は、それに対してどうすべきかに移りましょう。ほかにもサマンサのような問題で悩んでいる人はいますか。
マーク：はい。食べても前のような効き目がないということには気づいたんですけれど、まだどうしたらよいかわからないんです。

　次の抜粋の中で、治療者はメンバーに目標に向けての進歩を話すように求めている。この例では、本人はうまくいっていると気づいていないが、実際にどんな行動を始めているかということに治療者が目を向けさせている。前の例と同様に、治療者はローズに、実際に行動に移す前にあらかじめ問題に対する自分の感情のプラスとマイナスの両面をチェックするように、促している。

ローズ：その点については、正直に言って、何もしていません。本当に何も。実際に出かけて行ってやってみることもできたはずなのに、しなかったので、先週そのことを考えました。つまり、本当に何もしていないんです。
治療者：でも、あなたはご自分のストレスのレベルと症状の間に何か関連を見つけたように聞こえますけれど。
ローズ：ええ、それから自分のために積極的にやっていることは、スポーツジムに通うようにしたことです。ジムに行った後は気持ちがよくなります。うつの状態にもいいみたいです。ジムで一時間自転車をこいだ後は、それほどうつになりません。自分の目標に関して、話したいことを思い出しました。父にぶつかってみようと考えているんです。あることについて、まず最初の質問を父にしてみたいと思っているんです。そして、父が何と言うかを見てみたいと。それは私にとって本当に怖いことなんですけれども。

治 療 者：では、まずは、そのことのプラスとマイナスの両面について話してみることが大切かもしれませんね。
ロ　ー　ズ：ええ、私もそれをずっと考えているんですけれども、どうしたらいいかわからないんです。
キャロライン：何もしていない、とローズが言うのを聞いて、びっくりしています。あなたはこんな短い間にずいぶんたくさんのことをしたと思うわ。もうお父さんにぶつかってみようとしているなんて……私ももっと意見を言えるように頑張るわ。

　最後はうつ病患者グループの第3セッションからの抜粋である。それまでのセッションでは、メアリーは積極的で、メンバーがうつとその影響について話しているときに、ほとんどその場を支配しているような状態だった。第3セッションでは、メアリーの持ち出した問題に対し、治療者がうまくほかのメンバーに関心を持たせ、メアリーがこの問題に取り組むための一歩を踏み出すことをサポートさせている。

メ ア リ ー：この1週間はまるで地獄でした。母が電話をかけてきて、実家の掃除を手伝えと言うし、次に息子がインフルエンザにかかったので、ずっと世話をしていました。あげくの果てには妹が電話をかけてきて、新しいボーイフレンドに会いに来てくれというのです。土曜日までには、もうすっかり力を使い果たしていました。それで夫に家のことはすべてやって、と言って寝てしまいました。
治 療 者：ずいぶん大変そうですね。はじめてあなたが自分のことについて話したときに、限界を定めることが全然できない、と言ったことを思い返しました。その状態が今週も続いたようですね。キャロル、これはあなたもよくぶつかる問題ではないですか。メアリーの話を、あなたはどう思いますか。
キ ャ ロ ル：ええ、メアリーの大変さはよくわかります。メアリー、あなたは勇気を出して「ノー」と言えるようにならなければ。私、先

　　　　　週のミーティングの後、帰宅してから夫に、「もっと子どもの
　　　　　めんどうを見て」と言ったの。そしたら、彼は何て言ったと思
　　　　　う。「いいよ」ですって。気を失いそうになったわ。
ジョン：ぼくもそう思う。だってメアリー、ここではちゃんと話せるん
　　　　　だから。

　これらの3つの例からわかるように、メンバーは目標に向けての具体的な一歩をどうやって踏み出していくか、ということを考える上で、助けを必要としている。この課題は中期のセッションの主要な焦点となる。

◆よく起こる問題

　治療の初期のある時点で、メンバーの中からIPTの構造や戦略について不満の声が出ることがある。不満は主として次の3つに対するものである。(1)現在の状況に焦点を当てること、(2)期間の短さ、(3)直接的なアドバイスや提案があまりないこと。グループがこれらの不満をそのままにして作業の段階に移らないように、治療者は不満が起こってきた時点で取り扱う必要がある。

　第1の不満であるが、治療者が現在の問題と人間関係だけに焦点を絞ろうとしていることに異議を唱えるメンバーがいるかもしれない。例えば、同じグループの何人かのメンバーが、自分たちは同じように困難な子ども時代を送っているのではないか、と治療者に言い、そのことを長く話したいと要求するかもしれない。こういったメンバーは適切に扱わないと、グループの中でかなりの力を持ち始める。また、治療者がメンバーを個人として十分に扱うためには、メンバーが以前抱いていたグループ精神療法の概念に合わせてグループの形式を変えるべきだと指摘されるかもしれない。このような場合、確かに焦点は現在の問題であるが、過去ももちろん現在の対人関係のあり方に影響を与えているのだとメンバーに思い出させるとよいだろう。こういった問題に取り組むためには、治療者は過去の問題が今の問題にどのような影響を及ぼしているかをチェックするとよい。

メンバーがこの問題を持ち出すときは、たいてい、グループでは過去の重大な経験を語らせてもらえること、そして、その問題が自分の人生にどれほどの衝撃を与えたかをほかのメンバーが認めてくれることを確認したいのである。

　治療者はグループが短期間であることに対する批判にも備えておかなければならない。特に大きなグループになると、人数が多すぎて自分の問題が扱われないのではないかという恐れを抱くかもしれない。また、グループが終わるまでに達成するように決めた目標の多さにも圧倒されるかもしれない。治療者がこういった問題に対処する方法はいくつかある。各メンバーに順に注意を払い、どのセッションにもある程度参加していることを確認させることができる。また、20週もあるのだから、一緒に目標に向かっていけると励ます。グループは回復に向けての1つのステップに過ぎないため（ほとんどのメンバーにとっては治癒とはならない）、やるべきことを小分けにしていくことが必要だということを伝える。

　最後に、メンバーは症状を減らすという一般的な目標に向けて、特別なアドバイスや提案、ホームワークなどを求めるかもしれない。例えばむちゃ食い障害のグループでは特別な食事計画を求めたり、うつ病のグループでは薬についてのアドバイスを求めるといったことはよくある。この種の情報をよそで求めることまでやめさせるべきではないが、治療者は直ちにセッションの焦点を現在の対人関係とそれに関連した目標に戻すことが重要である。この介入こそが、IPTの主要な戦略なのである。

◆初期の終わり

　初期が終わりの段階にきているということは、感情が深いレベルで表出されたセッションでわかることが多い。このような変化が起こるときには、メンバーは自分たちが経験してきた苦悩の深さに気づき、問題への取り組みをさらに進めたいということを強く願うようになる。この時点まですべてのメンバーがセッションにちゃんと参加していれば、グループは作業の段階に進む用意ができていると治療者は判断してよい。より正確に判断す

るには、第5セッションですべてのメンバーが症状と対人関係の問題領域と目標のあいだに必要なつながりを見出しているか、治療者がメンバーと共に確かめることである。以下は治療者が治療の初期の終わりをうまくまとめている例である。特に治療プロセスの深まりを明らかにして、目標に焦点を当て続けるようメンバーがお互いに責任を持ち合うということを強調している点に注目してほしい。

治療者：今日のセッションでは、皆さんが取り組んできた問題のかなり深いところまで出せたと思います。そのために、当然のことですが、皆さんが置かれた状況についての深い感情や、目標に向かおうとする気持ちが引き起こされたと思います。皆さん、どうでしたか。

テッド：深呼吸して、それからまた続けたいです。心の中をさらけ出せるというのはとてもほっとします。

サラ：ジョイスが泣き出したときは、そばに行って抱き締めてあげたかったです。でも、自分で乗り越えたようで、よかったわ！

ジョイス：しばらくの間、まったく何がなんだかわからなくなってしまったの。たぶんいつも、物事に正面からぶつかることを避けてきたせいだと思います。でも、それを打ち破って、父のことを話せてよかったと思います。解決しなければならない問題ですから。

治療者：たしかに、大変なことですよね。でも、なんとか皆、いいスタートを切ることができました。今、私たちはグループが新しい段階に移っていく重要なポイントにいます。治療の初期の終わりです。初期には、皆が自分の目標に向かって行けるよう、準備してきました。これからは、それぞれの目標から逸れずに取り組みを続けていくことが皆さんの仕事になります。これには皆、苦労します。確かに、やっかいな問題は奥にしまっておきたいですからね。ですから、皆がお互いに支え合って、誰かがあまり重要でないところで迷っていたら、ちゃんと軌道に戻れ

るようにしましょう。皆でやっていくんです。ではまた来週、お会いしましょう。

◆まとめ

　初期から作業の段階に移るときの主な変化は、取り組みの質の深さに関係している。初期に目指したことは、重要な問題領域と、それに関連して取り組むべき目標を理解することだった。メンバーが目標についてはっきり理解していて、日常生活で試してみたことの成功例や問題点をセッションで報告して生産的な役割を果たし始めているのであれば、グループは作業の段階に移行する準備ができていると言える。メンバーのペースはそれぞれ異なっているため、それに応じて治療者の技法も調整する必要がある。例えば、すでに目標に向けての取り組みを始めており、その努力を励ましてもらう必要のある人がいれば、その一方では、まだ自己開示に困難を覚えている人がいることもある。グループが作業の段階に移ると、探索と治療外への応用が増える。その結果、グループ内の感情のレベルは高まり、メンバー間だけでなく、治療者とグループの間に問題が起こる機会が増える（第3セッション〜第5セッションでやるべきことのリストは、章末表4-3を参照のこと）。

表4-1　第1セッションのチェックリストのまとめ

治療者の課題

1. 定刻にグループを始め、終わらせる。
2. メンバーを歓迎し、紹介する。
3. 前向きなグループの規準と凝集性を作り出す。
   - 患者に共通する診断名を伝え、回復への期待を持たせる。
   - IPTの治療法やグループ構造について教育する。
   - グループ前の面接で得た情報をもとに、メンバー全員が対人関係の問題領域とそれに関連する目標についての話し合いに参加できるよう配慮する。
   - メンバーの自己開示を促し始める。

患者個人の課題

1. 自己紹介（グループに参加するようになった理由の詳細、仕事上のストレス、やっている活動、重要な他者のことなどを含む）
2. IPTの治療構造とグループのプロセスについて理解し始める。
3. ほかのメンバーと感情のつながりを作る。
4. 最初の目標が何であるかを明らかにする。
5. 回復への期待を感じ取る。

表4-2　第2セッションのチェックリストのまとめ

治療者の課題

1. 定刻にグループを始め、終わらせる。
2. 必要であれば、メンバーの自己紹介とIPTの重要な構造的特徴について復習する。
3. IPTの中でのメンバーの役割について教える。
4. 前向きなグループの規準を作る。
   - メンバー全員が目標に関する対人関係の話し合いに参加するよう励ます。
   - メンバーが、目標、対人関係の困難、症状の間につながりを見いだせるようにサポートを続ける。
   - メンバーが自己開示をして感情に気づけるよう配慮する。
   - メンバーが目標を修正し、それをどのように応用するか理解できるようにサポートする。

患者個人の課題

1. ほかのメンバーとの感情のつながりを深める。
2. グループ構造をどのように利用するか、どのように目標に取り組むかを学び続ける。
3. 重要な人間関係を振り返る。
4. 目標、対人関係の困難、症状の間につながりを見いだす努力を続ける。
5. 自分自身と感情についてもっと話すようにする。
6. 目標を修正し始め、それをどのように日常生活の中に応用するかを理解する。

表4-3　第3～第5セッションのチェックリストのまとめ

治療者の課題

1. グループを定刻に始め、終わらせる。
2. メンバーが、IPTの意義と、治療者・メンバーそれぞれの役割についてよく理解していることを確かめる。
3. 前向きなグループの規準を作り出す。
    - メンバーを最大限に自己開示させ、感情への気づきを高める。
    - グループの話し合いの中心が、現在の問題領域となるよう、維持する。
    - 目標と対人関係の困難とのつながりを見いだすようサポートを続ける。
    - 目標に取り組んだときの問題や変化、成功例について話し合うよう、メンバーを励ます。
4. つながりを見いだすのに苦労しているメンバーをサポートし、取り組みを前進させる参考として、ほかのメンバーの努力に注目させる。
5. メンバーが作業の段階に入れるよう、準備させる。

患者個人の課題

1. ほかのメンバーとの感情のつながりを深める。
2. グループ構造をどのように利用するか、どのように目標に取り組むかを学び続ける。
3. 目標、対人関係の困難、症状の間につながりを見いだす努力を続ける。
4. 目標を修正する。
5. グループ外の日常生活に目標を応用し始める。
6. 目標に取り組んだときの問題や変化、成功例について話す。
7. 目標を固める。
8. 初期が終わることについての気持ちを話し合う。

第5章
中期
（第6～第15セッション）

　第1～第5セッションで、それぞれのメンバーがグループの中で自分の問題領域をはっきり決め、治療契約をしっかり結ぶことができると、中期の治療が始まる。問題領域への取り組みの大部分は中期に行われる。治療者は、メンバーが自分の目標に到達できるように、それぞれの問題領域に応じたIPTの治療戦略を導入していく。このような治療戦略は、グループの話し合いに合わせて、適切だと思われるときにはいつでも導入してよいが、その概略は明らかにしておくべきである。治療者はグループが以下のような課題に取り組むようにしながら、中期の作業を進める。

- 問題領域に関連する問題に話し合いの焦点を当て続ける。
- できる限りの自己開示をする。
- ほかのメンバーとのつながりを見つけ、そこから学ぶ。
- 自分の目標に取り組む中で、また、治療者やほかのメンバーとやりとりする中で、自分の感情がどう反応したかを表現する。
- 問題領域に関する変化を、実生活とグループ内で起こす。
- 治療を続ける意欲を保ち続ける。

　治療に入った段階で各メンバーが回復の鍵だとみなした課題について、より深いレベルで話し合っていく。中期になると、グループの方向性につ

いてはメンバーが責任を持つようになり、治療者は話し合いを促進したり刺激したりという役が主になっていく。グループのルールと規準はメンバー全員によって確立され、はっきりと理解されるようになる。治療者に導かれながら、メンバーは感情の状態に注意を払うようになっていく。これは、グループの外で過去に起こったことについての感情から始め、最終的には、セッション中の感情に注目していく。

　メンバーはこの「作業」の段階を通して、自己開示を前よりも気持ちよく行えるようになり、実りのあるフィードバックのやりとりを学ぶようになる。メンバーがお互いの意見の不一致を進んでオープンに認めるようになると、重要な転機が早まることもある。この段階で対立を効果的に扱うことができると、グループは調和と凝集性を作り上げていこうとするようになる。

　中期に起こる強い相互作用は、肯定的な感情と友愛をはぐくむ。メンバーがそれぞれグループの雰囲気作りに貢献し、「所属」意識を持つようになると、自分も変化を起こす環境作りに役立っていると感じ始める。メンバーの1人が変化を起こすと、ほかのメンバーも自分が前進しているような気がすると報告することが多い。メンバーが目標に向かって小さな一歩を踏み出すのを見て、ほかのメンバーも相乗効果的な影響を受けることがある。これは特に、変化を始めることに困難を覚えている患者によい影響を及ぼす。どんな一歩であっても励まされるということを見れば、IPT-Gの「作業」の段階に必要とされる勢いをかなりつけることができる。

　中期の作業を促進するために治療者が用いる戦略は、メンバーがグループに持ち込んだ問題領域によって決まる。本章の以下の部分では、4つの問題領域のそれぞれについて、目標と介入戦略の概要を説明する。その後に、それぞれの問題領域ごとに、グループ療法の実際を例示している。

> # 悲哀
>
> **目標** ①喪の作業を促進する。②喪失したものに代わる興味と人間関係を患者が手に入れられるよう、サポートする。
>
> **戦略** ①患者と故人の関係を再構築する。②死の直前、その時、その後の出来事の流れとその結果を描き出す。③どんな気持ちになったかを探る（否定的なものも肯定的なものも）。④患者が再びほかの人たちと関わりを持つ方法について考えられるよう、サポートする。

　IPTで扱う悲哀は、死に関する状況に限定する。悲哀は、自分にとって関係の深い人を亡くしたときに見られる普遍的な反応である。これは喪失の独特の形として経験される。死別以外の喪失体験のときにも悲しみとうつが起こるが、それは悲哀以外の問題領域として扱われる。通常の死別の場合でも、うつの特徴の多くが見られるが、周りの人の支えによって数カ月間で徐々に回復し、精神科の治療は必要とならない。そして、社会的な機能や職業上の機能は、以前のレベルにまで回復していく。通常の喪のプロセスが起こっていない、異常な、あるいは遅延した悲哀に対する効果的な治療法としてIPTは作られている。

　異常な悲哀の反応は、喪失の直後から起こることもあれば、後になって何らかの出来事や状況が喪失を思い出させたときに起こることもある。それは、時として「記念日反応」という形をとる。この反応はふつう、うつ病の形をとり、喪失との関係がすぐにはわからないこともある。不定愁訴が診断をさらに難しくすることもある。このため、うつ状態を診断する際には、重要な他者の死が過去になかったか、注意深くチェックする必要が常にある。その際には、死別したときの状況がどうだったかということだけでなく、死別に対して患者がどのような感情や行動で反応したかということも調べる必要がある。異常な悲哀の反応が起こるのは、たいてい、故人との生前の関係に問題があった場合や、死の状況が普通でなかったり、

表5−1　異常な悲哀反応の主な特徴

1. 度重なる喪失体験がある。
2. 死別の期間に、悲哀がなかった、あるいは不適切だった。
3. 死別に際してすべきことを避けた。
4. 命日前後に症状が起こる。
5. 死因となった病気を恐れる。
6. 故人の身の回りのものに手をつけず、「聖域」にしている。
7. 死別の時期に、家族やほかの人からのサポートを受けられなかった。
8. 通常の喪の期間を過ぎても、亡くなった人についての考えや思い出が頭に割り込んでくる。

表5−2　喪の作業における典型的なテーマ

1. 死と取り組むこと、あるいはただ死について考えることさえ恐れる気持ち。特に、悲哀のプロセスに自分自身が入ることなどできないだろうという思い込み。
2. 死を防いだり引き延ばしたりできなかったことへの恥の意識。
3. 死に関わった人たちへの怒り。
4. 死やそれに関わった人たちに対して破壊的な思いが浮かんでしまうことに関する罪悪感や恥の意識。
5. 故人は死んでしまったのに「死に値する」自分が生き残ったことへの罪悪感。
6. 故人との一体化や同一化への恐れ。
7. 乗り越えられないように思える喪失に対する圧倒的な悲しさ。

早すぎたり、という場合である。表5−1に、異常な悲哀反応の主な特徴を示す。

◆異常な悲哀の治療

　異常な悲哀反応の扱いは、4つの問題領域の中でも、おそらく一番理論どおりに行われる。故人に関する思い出や考えを刺激するようなことが起こると、悲哀のプロセスが再燃する。ここで特に重要なことは、死の前、その時、その後に何があったか詳しく明らかにすることである。それに伴う感情も探るべきである（この作業の過程を複雑にするテーマもある。それらは表5−2を参照のこと）。これは患者にとっては困難で苦痛を伴う経験となることが多く、グループのメンバーや治療者は平気ではいられないだろう。しかし、凝集性のあるグループは悲哀の課題に取り組んでいるメンバーに対して強いサポートを与えることができる。グループは、患者が語った感情

を認めるとともに、死の詳細が語られる際に出てくる非現実的な考えや歪曲に異議を唱える場となる。患者がこの作業を続けられるようほかのメンバーたちが助けていくのを、治療者はサポートしていかなければならない。悲哀の課題が初めて出てきたときに、セッションの大半の時間が費やされることも珍しくはない。

　グループは患者が死別のときに得られなかった社会的ネットワークの代わりを果たす。典型的なグループではほかのメンバーもさまざまな悲哀を経験しているので、慰めたり、安心させたり、軌道修正をしたりすることができる。「あなたの経験はよくわかります。絶対立ち直れないと思っていたけれど、私はこうして立ち直り、今ではすべての状況を静かに受け入れることができます。大丈夫ですよ」というように、グループは豊かな経験に裏付けられた、心のこもった建設的な意見を提供できる。治療者はその間、積極的に何かをするのではなく、ただ、グループが課題への取り組みを続けており、誰かに無理強いをしたり急かしたりしていないかを見守っていればよいだろう。実際、一番大切なはたらきはメンバー自身によってなされることになる。メンバーの多くが、この普遍的な人間のジレンマについて、患者に完全に共感できるからである。

　次のプロセスは、故人との関係を再び築くことである。これはもう少し難しい作業になるので、治療者が積極的な役割を果たす必要があるだろう。目指すことは、故人との関係を、事実という面から、そして感情という面から、理解することである。このきっかけは、最初にカタルシスが起こった後に治療者が作る。メンバーのそれぞれが、故人との関係を、よい面も悪い面も含めて、もっとじっくりと考えてみるといいだろうと提案するのだ。この結果として治療の外で取り組まれたことは、次のセッションでフォローする必要がある。グループは、異常な悲哀を作った要因として、特に関係の否定的な側面に興味を示すかもしれない。それはおそらく正しい観察だろう。この時点で治療者は、各メンバーの感情が高ぶりすぎて、作業ができなくならないよう、感情の度合いを調節する必要がでてくるかもしれない。それを、グループの課題として伝えることもよいだろう。そして、メンバーに、喪失についての自分自身の混乱した感情をよく考えてみ

るように伝えると、正常化の効果が期待できる。

　行動志向技法も使える。故人の墓を訪れることを勧めてもよい。その場合、しばらくその場にとどまって、故人と語り合うようにということも伝える。故人に宛てた手紙を書き、グループの中で読み上げると、メンバーが感情を解き放ち、故人との関係の複雑さを理解する役に立つ。目標は、故人についてバランスの取れた見方ができるようになることである。

　最後に、メンバーがほかの人と新しい関わりを持てるよう導くことが重要である。グループに参加すること自体を、初めの一歩と見ることができる。さらに、日常生活の中で再びほかの人たちとどういう関わりを持っていくか（デートをする、何かの集まりに加わるなど）考えてみるよう励ます。ここにあげた技法は、異常な悲哀反応に対して個人療法で使われるものと同じである。しかし、グループという環境によって、悲哀のプロセスが深まり正常化する機会が得られる。死は普遍的な経験であるので、ほかの問題領域と比べると、グループは直ちにその課題を理解することができるのが普通である。同時にグループそのものによって、社会化のプロセスが進んでいくが、これは治療外の人間関係に応用する上でのモデルとなる。

症例　ハリー

〈初期〉（第1〜第5セッション）

　ハリーは45歳の男性であるが、5年前の妻の死に対して異常な悲哀反応を示していると評価された。妻の死以来、彼はうつ病の症状を慢性的に呈していた。この状況は中間管理職としての彼の能力に深刻な影響を与え、職業上の立場も徐々に悪化してきた。彼の妻は何年も慢性病を患っており、彼は3人の子どもの面倒を見ることが自分の責任だと思っていた。結婚生活を通じて、妻は非常に批判的で、公衆の面前でも夫をこき下ろすことがあった。彼はこれに黙って耐え、妻の要求に従った。このパターンは病気の悪化にともなってますますひどくなった。妻が死んだとき、彼は解放感を抱いたため大変な罪の意識を感じた。結婚当初の興奮とロマンス、そして、後年の怒り、この両方についての考えが、彼の頭の中には繰り返し浮

かんでいた。初めの頃のセッションでは、ハリーはほかのメンバーを助け、共感し、皆から好かれた。自分の状況を話すように勧められても、ただ、とてもつらかった、と言うにとどまっていた。ほかのメンバーはおそらく、ハリーのように支持的なメンバーがその役割を変えることに乗り気でなかった。

〈中期〉（第6～第15セッション）

　グループが全体の3分の1に達しようとしていたとき、治療者は、そろそろハリーが困難な課題に取り組めるよう皆で助けようと言った。非常に躊躇しながらであったが、ハリーはグループにやさしく促されて自分のことを話し始めた。その間、何度か深くすすり泣いた。それから、ハリーは自分が取り乱してしまったこと、家族の秘密を話してしまったことが恥ずかしいと言った。2人のメンバーが喪失に関して同じような反応をしたことを語った。セッションの終わりに、治療者はハリーにこのセッションについてどう感じたかたずねた。ハリーは、怖かったけれど、とても助けになったと言った。彼は、1人の親友とともに喪の作業を進めて、次のセッションで報告するようにと励まされた。その後の何回かのセッションでは、彼の結婚生活のさまざまな面が話され、ハリーの気分は高まってきた。彼は結婚式の写真を持ってきて、グループに見せたりもした。

〈終結期〉（第16～第20セッション）

　グループの終わりに向けて、ハリーは重荷がとれたような気がして、もう一度自分の人生をやっていけそうだと語った。最後から2回目のセッションで、彼は少し恥ずかしそうに、デートしたことを報告した。メンバーは皆、もちろん喜んだ。

　この例では、評価の段階で確認した中心課題を扱うように、治療者がだんだんと期待を強めていく様子が描かれている。いったんその話題が始まれば、治療作業のほとんどはハリーとグループのメンバーの間で行われている。

治療者はグループのプロセスを通して治療を進めるよう努力すべきである。同時に、ほかのメンバーにも早く探索しなければならない課題がある。悲哀は誰にでもある体験で、あまり意見の違いもないため、グループはこの話ばかりしようとするかもしれない。そのようなことにならないよう、どの程度の時間をかけるかを治療者は考えておかなければならない。しかし、悲哀反応が改善していくのを見ると、ほかのメンバーは自分の問題領域でもそのようにすればよいのだという成功モデルを与えられることにもなる。

対人関係上の役割をめぐる不和

目標　①どんな不和があるかを明らかにする。②患者がどんな行動をとるか選択するのを助ける。③満足のいく解決ができるよう、患者の期待や間違ったコミュニケーション方法を修正する。

戦略　①不和がどの段階にあるかを判断する。再交渉（解決しやすくするために参加者を落ち着かせる）か、行き詰まり（交渉を再開するためにあえて調和を乱す）か、離別（喪の作業と適応を助ける）か。②役割期待のズレがどのように不和に影響しているかを理解する。問題になっていることは何か。期待と価値観の違いは何か。どんな選択肢があるか。ほかの方法が見つかる可能性はどうか。関係を変化させるために、利用できるものがあるか。ほかの人との関係でも同じようなことが起こっていないか。患者が得ているものは何か。患者の行動の背後にある暗黙の仮説は何か。不和はどのようにして長く続いているのか。

　対人関係上の役割をめぐる不和は、重要な他者との間で、自分たちの関係への期待がずれているときに起こる。このような期待のズレは、普通、まったくの沈黙、あるいは言い争いという形になる。役割をめぐる不和の

問題は、患者が何を言い、何を言わなかったかの両方から明らかになる。例えば、患者は重要な他者について、過度に理想化したことを語ったり、反対にほとんど語らなかったりする。いずれの場合も、対人関係上の役割をめぐる不和の可能性があると見て、さらに深く調べる必要がある。役割をめぐる不和が長引く要因は、何をすることもできないと患者が信じている、コミュニケーション能力が貧弱である、乗り越えられない相違がある、ということである。対人関係上の役割をめぐる不和において、ほとんどの患者は自分で不和をコントロールすることはできないと思っている。中には、不和に取り組むと関係そのものを失ってしまうのではないかと恐れている人もいる。

対人関係上の役割をめぐる不和は、精神的な悩みを作る状況の中で一番よく見られる問題である。対人関係上の役割をめぐる不和が二番目の問題領域とされることもよくある(例えば、未解決の悲哀の問題に苦しんでいる女性が、親友に対してサポートを激しく求めたために遠ざかれてしまい、重要な人間関係を失った、というケース)。このような場合は、一番目の問題領域がうまく扱われ始めると、対人関係上の役割をめぐる不和の戦略も有効になる。

◆対人関係上の役割をめぐる不和の治療

対人関係上の役割をめぐる不和における最初の課題は、不和の状態が再交渉・行き詰まり・離別のどの段階にあるかを評価することである。これはグループ前の面接から始まるが、初期のセッションでもさらなる探索の機会があるので、最終的な方針はそこで決まる。不和が〈再交渉〉の段階にあるなら、変化を起こすことができずにいるとしても、まだお互いに関わろうとする気持ちがある。その場合、何が誤解のもととなっているのかを明らかにすることに焦点を直ちに移し、関係の双方向性を強調する。関係における緊張が〈行き詰まり〉にはまりこんでしまっており、互いに疎遠になり、絶え間ない対立が続いているということもある。行き詰まりに陥った不和は、解決しうる方向(再交渉あるいは離別)に進むよう活性化する必要がある。この場合、関係者の不安と緊張が高まることは避けられ

ない。

　再交渉の方向に解決することが不可能であるか、最善の選択ではないという場合がある。その場合は、焦点を〈離別〉へと移していく。この決断をすると解放感をもたらし新たな機会が開かれることが多いが、同時に後悔の念も起こってくる。このときの戦略は悲哀の問題領域のときと同様になる。まず、あきらめたものが何であるかよく見極め、その後、変化を乗り越えていくためには何が必要かを評価する。変化に対する感情的な反応も扱わなければならない。

　治療者はこの探索の会話を注意深く観察し、ほかのメンバーがあまり早くアドバイスを与えないように気をつける。メンバーの中にはほかの状態に移ったほうがいいと考え、「そんなバカとは早く別れたほうがずっとうまくいく」と言って早く決断することを強く勧める者もいる。そのような反応は限られた知識に基づくものであって、回復できる機会や、患者がまだ隠している高度なアンビバレンスを無視することになる。どのような行動を取るべきか決めるのは、ほかのメンバーでもなく、治療者でもない。それはメンバー本人が決めることである。患者は、自らの問題をグループで公にし、感情を話し合って解放感を得ると、不和の性質を深く内省できるようになることが多い。変化というテーマが、単なる仮のイメージを越え、ずっと現実的なものになる。衝動的な決定は避けるべきである。

　対人関係上の役割をめぐる不和のプロセスにおける初期の焦点は、役割期待のズレを明らかにすることである。そのため、当事者間に不明瞭なコミュニケーションが見られないかをチェックし、根本にある問題を探る必要があることが多い。お互いへの期待や価値観のズレが見つかるかもしれない。例えば、サポートや親密さを望んでいるのにうまく理解されず、そのような関係になっていないということがある。過去の人間関係やグループ内で患者が同じようなパターンを繰り返していることがわかれば、とても役に立つ。グループ内で患者が経験している感情的な緊張が治療外での不和に直結しているということをよく考えてみるように治療者が励ますと、プレッシャーがいくらか和らぎ、状況をもっと客観的に見られるようになる。以下はその一例である。

ジェーンは初期のセッションで自分の夫がいかに支配的で、結婚生活に愛がないかを長々と語った。グループ内の何人かの女性はこのテーマに同感し、ジェーンは別れることを考え始めたほうがよいと言った。治療者は直接助言することは控えるように言い、関係のもっと深いところを見てみようと言った。その結果、グループが進むにつれて、新たなことがわかってきた。ジェーンの夫が子育ての大半を担っており、その夫に対して、ジェーンは失敗を絶えず厳しく叱責しているというのだ。ジェーンは、夫の失敗が自分の過食嘔吐のきっかけになっていると思っていた。グループの雰囲気は徐々に変化し、ジェーン自身が家庭で強い支配権を行使していることがわかるようになった。そして、実はグループの中でも、初期に彼女がとても支配的だったので、メンバーの中には彼女のせいで時間を公平に使えないことに憤慨する人もいたのだ。この話し合いのおかげで、ジェーンは家庭での役割のバランスの悪さに取り組むきっかけを得た。ここで注意すべきことは、ほとんどの作業がグループメンバーによってなされており、治療者はほんの少し背中を押したに過ぎない、ということだ。

　グループが凝集性を持ち活発なやりとりができるようになると、不和を効果的に解決していくためのモデルになると同時に、舞台にもなる。グループの雰囲気によって、個人的な問題を新しく広い視点で見ることができるようになる。問題に直面することやネガティブな感情に耐えることの必要性を理解できないと、問題解決への努力を避けるようになってしまう。治療者は、このプロセスを援助するために、提起されている問題に自分がどう反応しているかを説明するようメンバーを常に励ましていく。最も重要なのは、治療者がすべてのメンバーの中心課題に対して直接的でオープンで、対決的でないアプローチをすることである。それらの中心課題を明確にしていくプロセスを早くから始めることで、グループは解決を目指して進んでいくことになる。

| 症例 | マージョリー |

　マージョリーは37歳の中間管理職である。彼女は大変な仕事を着実にこなし、そこに自分の価値の大半を見いだしていた。よく出張に出かけ、残業をすることも多かった。20代前半に外国から移住してきたが、その主な理由は母親から逃れるためであった。彼女の語る母親とは、過度に干渉し、批判的であり、忠告ばかりしたがるタイプだった。マージョリーは、母親がいつまでも自分を子ども扱いし、決して彼女の行動や意見を尊重してくれないことに強い反感を抱いていた。こういった感情が彼女を母親に強く結びつけているようであり、彼女はそれらの感情のために母親の過去を許すことが難しいのだろうか、と考えていた。地理的に遠く離れてもこの状況は変わらず、15年もの間、彼女は母親と一週間に一度は電話で話をしていた。その会話のたびに彼女は腹を立てるのだが、その回数を減らすことはできなかった。

　マージョリーは20代のときに何人かの男性とつきあったが、いずれも2、3年しか続かなかった。つきあった男性からは仲間としての友情は得たものの、もっと深い信頼を得ることはできなかった。どの場合も、男性から別れ話が切り出された。そして、そのたびに彼女はうちのめされた。そのうちの2回はうつ病になっている。新しいパートナーをすぐに見つける必要を強く感じると彼女は訴えた。女友達はあまり多くなく、会うのも時々である。

〈初期〉（第1〜第5セッション）
　マージョリーは現在のうつは6年間つきあっている男性と直接関係があると言った。その男性は同種の仕事をしていて、仕事を通して定期的に会っていた。彼は彼女より12歳ほど年上で、結婚しており、離婚する気はなかった。しかし、マージョリーは彼の結婚生活には愛がないと言った。仕事でうわさになるのを恐れて、二人は辺鄙なホテルやレストラン、リゾート地などで人目を忍んでつきあっていた。
　初期のグループセッションでマージョリーは以上の内容をはっきりと言

葉で話したが、ほとんど感情を示さなかった。彼女が彼を愛しているのは明らかだったが、二人の将来については2つの相反する感情を抱いていた。一方では、彼女はこの関係が現状から進んでお互いに信頼し委ね合う関係にはならないだろうと恐れていた。もう一方で、誰かと親密な関係を持ちたいという当たり前の感情を満たすために、彼との関係に依存しきっていることも感じていた。この行き詰まりが、自分自身と将来についての気持ちに強く影響を与えていると彼女は語った。その気持ちの主な背景には、子どもが欲しいという彼女の希望と、その可能性さえ拒む男性の頑固な姿勢があった。

　初期のグループが始まった段階で、マージョリーには3つの主な課題があった。1つ目は彼との恋愛関係の解決だった。この関係が行き詰まりの状態にあることを彼女ははっきりと理解していた。また彼女は母親との関係に取り組みたいと思っていた。特に、電話で話した後に感じる苦痛についてだった。最後の課題として、彼女は友人と会う回数を増やすべきだと感じていた。この回数は、うつになるにつれて減っていたのだ。

　グループの中での彼女は、初めの頃、強くて頼りになるメンバーだった。メンバーは、彼女には能力があるのに愛人との関係を解決できないという矛盾に困惑していた。彼とは別れてこの状況から逃れたほうがよいというアドバイスを彼女はたくさん受けた。治療者は繰り返し介入して、彼女の代わりに決めないように注意し、この状況の両面を見るように励ました。1人の女性はマージョリーと似たような経験があり、マージョリーの根底にある、支えと愛情を与えてくれる関係を切望する気持ちをよく理解できた。そのやりとりが、この関係におけるマージョリーの孤独感と弱さを吐き出す機会となった。

　この時点でグループにおけるマージョリーの役割は変化し、共同治療者ではない、1人のメンバーになった。ある意味で、彼女はビジネス能力から解放されて自分の対人関係における弱さを見ることができるようになったと言える。彼女の目標は同じままだったが、初期の終わりまでには、唯一の適切な道は、彼との関係の解消に向けて動き出すことだと決心できた。この決心は衝動的には見えなかった。それどころか、以前は恐れていた方

向へ自分で向かっているのだった。

〈中期〉（第6～第15セッション）
　マージョリーは急いで問題を掘り下げた。子どもを持とうと恋人に再び訴えたが、また反対された。彼女の要求の強さに彼は驚き、少し距離を置いたようだった。彼を失うのではないかという彼女の恐れが再び強くなった。中期の最初の4週間、このプロセスが何度も起こった。そのたびにグループは彼女を支えつつ、状況に対する現実的な見方を提供した。2人の女性メンバーが同じような問題を打ち明けた。彼女たちの葛藤を見て、マージョリーは大いに助けられた。彼女の疑いや恐れは当たり前のものなのだということがわかり、程度も弱まった。グループで正式に中間時点での目標の振り返りを行ったときには、マージョリーは彼との関係を終える準備ができていて、その作業にとりかかろうとしていると語った。彼女と恋人の仕事上の関係は非常に形式的なものになった。彼女は何人もの友人との関係を築き直し、そのうちの1人と休暇を過ごす計画を立てた。
　中期の後半、マージョリーは関係の喪失を嘆き続けていた。しかし、自分の決断に従ってからは、母親に対する緊張について自由に話せるようになった。母親の批判的な意見をめぐって母親と率直な会話を何度かしたこと、電話の頻度や長さに制限をつけたことなどを語った。母親のことを、自分の「やり方」を変えるのが難しい老人として見ることができるようになった。このことに気づいてから、以前のような激しい怒りを感じることなく、母親の言葉にも耐えられるようになってきた。

〈終結期〉（第16～第20セッション）
　グループは、喪失についての話し合いをしながら、終結期に入った。メンバーの何人かが、今までに体験した死やその死が自分の人生に与えた衝撃について語った。この話し合いの中で、マージョリーは突然泣き出した。すすり泣きながら、彼女は若い頃にやむなく行った中絶について詳しく話した。母親には話すことができないと感じたため、誰からの助けも得ずにすべてを自分一人でやったのだった。自分の国を永久に離れることを決心

したのはこのときだった。また、このことがあったから、自分は今、遅くならないうちに子どもが欲しいと切実に願うのだとも言った。メンバーの何人かが、昔の喪失や傷と折り合いをつけるために努力した同様の体験について語った。グループでの理解と支えの重要性を強調して、情緒的な最後のセッションが行われた。

マージョリーは実際には2つの対人関係の行き詰まりを扱ったことになる。1つは愛人との明らかな行き詰まりで、関係を終わらせることで解決した。2つ目は母親とのもので、母親に対する自分の見方を変え、それによって電話での会話の苦痛を和らげたのだった。さらに、彼女は20年以上も恥ずかしい秘密として隠してきた悲哀反応を扱った。

役割の変化

目標　①患者が古い役割に対して喪の作業をし、喪失を受け入れるよう援助する。②患者が新しい役割をもっと肯定的に見られるよう援助する。③新しい役割で要求されることに対し、できるという自信を育てることで、患者の自尊心を回復できるよう援助する。

戦略　①新旧両方の役割のプラスの面とマイナスの面を振り返る。②失われたものに対する感情を探る。③変化そのものに対する感情を探る。④新しい役割によって得られる機会を探る。⑤失われたものを現実的に評価する。⑥感情の適切な発散を奨励する。⑦社会的サポートと新しい役割で必要とされる新しい技能を育てるよう励ます。

新しい役割を引き受けなければならない変化が人生で起こるときに、うつや過食といった症状が現われることがある。すべての人はいつでも複数の役割を果たしているものである。しかし、役割を急いで変えるように要求されたり、自分のアイデンティティにとって重要だと思える役割を離れ

るよう促されたりすると困難が生じ得る。新しい仕事に就く、引っ越す、学校に通い始める、引退、離婚などすべては、役割の変化の例である。ほかの人よりもこのような変化に伴うストレスに弱い人たちがいる。うつ病の人は変化を喪失と受け止めることが多いのに対し、むちゃ食い障害の人は不快な感情を和らげるのに食べ物を使う。新しい役割と、そのために変化する状況に適応しようと努力した結果、役割の変化は失敗だったという気持ちになる人もいる。馴染み深いサポートの喪失、感情をコントロールする難しさ、自尊心の低下、新しい社会的技能（ソーシャルスキル）の必要性などが、役割の変化に伴って起こってくる。

　人生に必要なこととしてライフサイクルの中で起こる普通の変化の中に問題が起こることもある。思春期後期や成年期初期は、生まれ育った家族以外の人と親しい関係をはぐくみ、社会で生産的な役割を担うことが期待される時期である。中年期には職業や家庭の問題が前面に出てくる。さらに加齢に伴い、健康の問題や友人との死別などが重要な課題として現れてくる。

◆役割の変化の治療

　グループは、役割の変化の問題領域を持つメンバーに、社会的サポートを提供する。こうした人たちの社会的サポートは、欠けていたり、十分活用できていなかったりすることが多い。グループという新しい仕組みに参加することによって、メンバーは役割の変化の治療の重要な一歩を踏み出すことになる。それは、新たなサポートを見つけて関係を作ることである。最近の役割の変化について話し合える場を持つことで、メンバーは1人で受け止めると圧倒されてしまい悩みのもととなる感情を表現できるようになる。変化というのは普遍的な経験であるので、多くのメンバーが役割の変化の問題を自分のこととして受け止めることができ、問題を抱えるメンバーに共感やサポートを与えることができる。

　役割の変化の問題を抱えるメンバーが、グループでリラックスできるようになってきたら、新旧の役割のそれぞれ肯定面と否定面をチェックして

いくようにする。本人が新しい役割のよいところを無視して古い役割を美化しているならば、ほかのメンバーからのフィードバックが生産的なものになるだろう。たとえば、40歳の男性が自分に適した新しい仕事に就いたが、小さな町の暮らしに慣れるのに困難を覚えていると言った。彼は前の仕事や友人を理想化していたが、彼にはそういう傾向があるということをグループのメンバーがうまく指摘した。結局、彼は、新しい役割の居心地が悪かったため、前の上司とどれほどうまくいっていなかったか、そしてそれが仕事にどれほど悪影響を及ぼしていたかということを思い出さないようにしていた、と気づいた。

　患者が古い役割を離れて新しい役割に入るにあたって必要とされるさまざまな変化をめぐる感情を表現するよう、治療者は特に励ます必要がある。古い役割が、患者の努力にもかかわらず失敗に終わったときには失望感が起こるかもしれない。人生の一時期の重要な位置を占めていた古い役割が終わるときには、空虚感が残るだろう。例えば、子どもの独立などである。メンバーのすべてがこういった変化を通ってきているので、共通の経験として何かを話すことができるだろう。

　役割の変化の問題を持つメンバーには、過去にほかの人と関わりを持つときに使ったけれども、使わなくなってしまった社会的スキルがあるかもしれない。そうしたスキルは、単にグループでほかの人とやりとりするだけで、思い出すかもしれない。自分はグループのメンバーとの関わりを躊躇しているということに気づけば、なぜ実生活でこのスキルを使えないのか、という理由を深く考えることができるかもしれない。こういったスキルをもう一度使えるようになることで、あるいは、新しいスキルを身につけることで、「できる」という気持ちになれる。

　役割の変化に伴って、社会的サポートを変える必要があることも多い。グループに参加することは、役割の変化に伴うストレスを乗り越えようとするときに社会との接触を避けてきた人にとって、孤立の悪循環を断つ方法となる。ほかの人に接触すると変化は乗り越えやすくなるものだが、それは、すでに傷つきやすい状態になっているときに、新しい人と知り合いになるというリスクを冒すことにもなる。グループのメンバーは、役割の

変化の問題を抱えたメンバーが、実生活でほかの人と関われるようサポートし励ますことができる。

症例　WW

WWは大卒の51歳の女性で離婚歴があり、20代前半の息子が1人いる。WWは14歳から過食をしている。ダイエット薬に依存したこともあり、大うつ病エピソードも過去に一度経験している。過食の治療にやってきたときの体重は約92キロで、95パーセンタイルを越えていた。以前にも新しい土地に引っ越したときに過食のエピソードを経験しており、個人カウンセリングを受けたこともある。グループ治療に参加するようになったのは、外国からアメリカに移住してきて、過食の症状が悪化したからだった。彼女は新しい社会的サポートを作ることができずにいた。引っ越しの前に息子は父親と暮らすようになり、これが彼女を大変悩ませることとなった。

WWは自分を「社交的な人間」と呼び、人前ではそのようにふるまっていた。自信があり、能力のあるところを見せようとしっかり働いた。しかし新しい国に来て一人暮らしをしていると、夜や週末に寂しさ、悲しさ、退屈といった感情が襲ってきて、過食症状の再発につながった。

〈初期〉（第1～第5セッション）

WWは自分の過食症状がアメリカに移住し社会的に孤立してから悪化したことをはっきり自覚していた。以前は息子が一緒に住んでいたが、息子が1年半前に引っ越してからは一人だった。息子が引っ越したために、WWが新しい国に慣れることはますます難しくなった。彼女は、「友達を作るには難しい年齢で」一人で一からやり直さなければならないのだと言った。さまざまな活動には関わり続けていたが、（「メンバーになれるものなら何でもなっている。」）いつも一人ぼっちだと感じていた。自分は蚊帳の外にいるとはっきり感じていた。51歳の彼女と同年代の人々は、彼女から見れば「忙しすぎる」生活を送っているか、すでに友人関係ができあがっているかだった。息子から拒絶された彼女は、自分の孤独を、「新し

い環境からも拒絶されたのだ」と解釈してしまっていた。WWは文化的背景の違いも指摘した。アメリカ人は「他人に対して自分を閉ざしていて、皆が忙しい」と言った。以前住んでいたところでは、「いつでも人と話したりすることができて、一人ぼっちになることはなかった」と語った。

　グループ前の個人面接と初期の数回のセッションから得た情報をもとに、治療者はグループでWWの役割の変化をサポートすることを決めた。WWの役割の変化とは、新しい国に慣れ、成人した息子が父親のところへ行った決意を受け入れるようにすることだった。WWの目標の1つはもっと自分の感情に気づくようになること、もう1つは過食がどんなふうに感情をコントロールする手段になっているかに気づくことだった。また、文化的な適応も含めて、引っ越しに伴う変化について考えて話すよう励まされた。彼女は新しい環境で社会的な交際の幅を広げる必要があった。WWの3番目の目標は、重要な他者との関わり方だった。彼女は、相手の人生を完璧なものにしようとして、無理をしてまで世話をしてしまうのだった。そうやって人の世話をすると、彼女は腹が立ち、ストレスを感じた。自分の要求については誰も面倒を見てくれないからだった。食べ物を利用せずに自分を大切にする方法を彼女は見つけなければならなかった。

　WWは最初のセッションで活発に話し、ほかのメンバーと積極的なやりとりをした。あるメンバーは彼女のことを「信頼できる」人で話しやすい、と言った。初期のセッションでは、WWの親しい人たちは、彼女にも要求があるということや、他人とうまくつきあえないと彼女自身が感じているということを知らないのではないか、という重要な洞察がなされた。第2セッションの前に、WWは義理の姉に自分の孤独感を話した。すると、義理の姉はWWとともに過ごす時間を増やそうと努力してくれた。グループのメンバーは、自分たちの仲間が自分をさらけ出すというリスクを冒して、肯定的な反応が得られたことに興奮した。

　第4・第5セッションでWWは息子との関係についてさらに話すようになった。息子との関係を詳しく聞いているうちに、グループのメンバーたちは、彼女が過度に世話を焼きたがる対人関係スタイルを持っているのではないかと指摘し始めた。このフィードバックやほかのメンバーからのサ

ポートによって、彼女は自分の対人関係の中のこの側面を、特に息子との関係において、真正面から見ることができるようになった。

〈中期〉（第6～第15セッション）

　中期には、WWは自分の目標にさらに焦点を絞って取り組むようになり、すべての分野にかなりの進歩を見せた。時には、WWと、同じく成人した子どものことで問題をかかえているほかのメンバーとの間に激しいやりとりもあった（そのメンバーの息子は精神病を患っていた）。WWの息子に対する接し方が過保護なのに対し、もう一方の母親は「厳しい愛」タイプで、息子に対して限界を設定していた。この2つは子どもとの関わり方の両極端である。二人とも、お互いから、そしてグループの人たちから、自分たちの問題についての重要な意見をもらった。その結果、どちらの母親も自分の息子への関わり方を変えることができるようになった。つまり、WWにとっては、自分が過度に世話を焼くことを差し控えるようになった。息子が訪ねて来たときに、すべてのことを彼のために完璧にするのではなく（その間、息子は批判するだけだった）、自分の活動に専念するようにした。自分が対人関係のやり方を変化させると、息子が今までよりも尊敬を込めて接してくれることに気づいた。

　成人した息子との関係に適切な限度を設け、その結果、息子の反応も大人らしくなることに気づいたため、彼女は自分の人生について、そして、これから自分は何をしたいのかということを考える必要性をもっとはっきりと認めることができるようになった。「ママ」としての役割は変化し、ほかの役割を自分に見いだす必要があった。彼女はほかの母親たちとつきあうことに慣れていて、母親という役割においてはほかの人と簡単に関わりを持つことができた。しかし、今や息子は家を出て若い大人になっており、彼女自身も新しい国に住むようになって、この重要で普遍的な変化に取り組む時が来たのである。

　第10～第13セッションで、WWはほかの人との関係を築き始めた、と大切な報告をした。このことによって、彼女は新しい役割に自信を持ったようだった。実際、彼女は他人からの招待も受けるようになっていた。ま

た、特に寂しいときやほかの人から十分時間をさいてもらえないと感じるときに、自分がどんなふうに食べ物に頼っているのかということにも目を向けていった。人からのサポートを受けられないときに過食が起こるという関連は、中期のセッションで彼女にとって非常に明確になってきた。

〈終結期〉（第16～第20セッション）
　第16セッションで、WWは、もう寂しさや孤独をそれほど感じなくなり、過食もかなり減ったと言った。その後のセッションで、過去を追いやって今の自分の生活をあるがままに受け入れることの必要性に気づいたと語った。これは、彼女が自分の新しい役割を十分に受け入れたことを意味していた。

　WW：私の問題の1つは、あまりにも過去に生きていたことです。過去の人間関係や生活スタイルにです。でも今、そしてこれから先にも得ることがあるのだと気づきました。だから、これ以上過去ばかり振り返るのはよそうと思います。今を見る時間がなくなってしまいますから。私は自分にこう言っていました。「向こうにはいい友達がいた。でもここには何もない」。でも、現実に、私は向こうに住んでいるのではなく、ここに生きているのです。私はここでの生活を深めていろいろとやってみることにしました。そして、これからは過去を振り返って「向こう」はよかったと言うのはやめます。「向こう」はもう存在しないのですから。

　初め、WWは、過食に代わるクロスステッチなどの活動が必要だと考えていた。しかし、自分の孤独感と食べ物の関連に気づき、その結果、他人との関係を築く努力をするにつれて、「今では何かの活動が必要だとは感じません。」と言うようになった。
　グループ内での進歩を振り返って、彼女は力になってくれる友情のネットワークができたことを喜んでいた。また、自分の気持ちがよくわかるようになったことと、自分を大切にできるようになったことを誇りに思って

いた。今後もWWは自分の気持ちによく注意をして、他人を大切にすると同時に自分を大切にするというバランスをとる必要がある。以下は最後のセッションからの引用である。

ＷＷ：ここで皆さんが私に言ってくれたことの多くは、私にとってとても大切なものでした。私には誰もいなかったので、食べることがすべてになっていたのです。そして、何と言っても、私は息子に会うのが楽しみだし、新しい人間関係、新しい友人を作っています。初めの頃は少し怖かったけれども、私の人生は変わりました。もう自分にアイスクリームサンデーのごほうびを与える必要はありません。皆さんの一人一人が、私の気分をよくする何かを与えてくれたのです。

対人関係の欠如

目標　①患者の社会的孤立を軽減する。②新しい関係を作るよう励ます。
戦略　①患者の過去の重要な人間関係を、よい面と悪い面を含めて振り返る。②これらの関係で繰り返されてきたパターンを探る。③治療者やグループメンバーに対して患者が起こす肯定的・否定的反応について話し合い、ほかの人間関係で同じようなパターンが見られないかを探る。

対人関係に深く持続的な障害がある人は、問題領域が「対人関係の欠如」と診断される。問題の多くは長く続いており、親密な大人の関係を作り上げることができずにいる。そのような人はソーシャルスキルに欠けていたり、人間関係全般において非適応的な反応をするために、社会的・感情的に成長することができていなかったりする。まったく社会から孤立していることも多く、そうでないとしても表面的な方法でしか人とつきあえない

ので、その対人関係は慢性的に満たされていない。彼らの対人関係は、典型的には、感情表現に欠け、葛藤を避け、拒絶されることを恐れ、サポートされていると感じることがない、という特徴を持っていることが多い。こうした問題から、うつや過食という症状が起こってくることもある。ここでの治療者の戦略は、そのメンバーが、自分にふさわしい対人関係の問題に焦点を当て、それをうまく解決する戦略を工夫できるよう、サポートすることである。

◆対人関係の欠如の治療

　グループに参加すること自体が、孤立感を軽減し、新しい関係を築こうという気持ちを持つための第一歩となる。それは結局、対人関係の欠如の人にとっての主要な目標でもある。対人関係の欠如の中心にある問題は、長い期間にわたり繰り返されてきた対人関係上の困難であり、典型的な「対人関係上の役割をめぐる不和」よりも深刻なものである。このため、対人関係の欠如のメンバーがグループの中に自分の居場所を見いだそうとするときに、強い複雑な感情を抱くのは避けられない。グループのほかのメンバーはふつう、患者の感じる困難、特に孤独感と拒絶されることへの恐れに共感することができる。この2つは対人関係の欠如のメンバーには共通する感情である。ほかのメンバーと共通の悩みを持っているという感覚は重要である。これによって、対人関係の欠如の患者は対人関係の困難について打ち明けやすくなる。

　最初の戦略は、対人関係の失敗につながるようなふるまいを見つけることを目的に、過去と現在の対人関係を振り返るよう励ますことである。他人との非適応的な関わり方は、対人関係の欠如のメンバーがグループの中で同じ行動をとると「現実」のものとなる。IPTグループは、社会生活上の問題を実際に再現する場としては理想的な環境である。人間関係をもっと効率的にしていくには、グループのメンバーや治療者、あるいは治療そのものに対して患者が抱く気持ちをオープンに話し合うよう励ますことが必要である。

対人関係の欠如のメンバーは、他人に立ち向かって問題を解決しようとするよりも、関係そのものを断つことを好むのが典型である。例えば、対人関係の欠如のメンバーは、激しいセッションの後に治療者に電話をかけてきて、もうグループには行かないと伝えてくることがある。なぜかというと、グループで起こったことに対し、歪んだ、非現実的な、ネガティブな捉え方をしているからである。治療者はそういったメンバーに対し、その反応を次回のセッションで話すことで対人関係を学ぶようにと励ますことができる。治療者は、対人関係を学びやすくするように、次にどのようなやりとりをさせたらよいかを準備しておく必要がある。起こった問題やほかのメンバーに対する気持ちに真正面から向き合って明確にするよう導かれる経験は、対人関係の欠如のメンバーにとって非常に貴重なものである。この経験によって、患者は、自分の対人関係をよりはっきりと理解するにはどうしたらよいかがわかるようになる。ほかの対人関係にも同様のパターンがあることに気づくよう励ますと、実りの多い洞察ができるようになり、行動の変化へとつながる。このように支持的な介入を行うことによって、グループを早く離れようとする対人関係の欠如のメンバーを引き止めることができる。

　グループとの関係を断ち切ろうとはしないが、気分を害したときは黙り込んでしまう癖のあるメンバーもいる。こういった人はコミュニケーションを断つことがもたらす悪い結果に気づいておらず、対人関係における問題を解決するのは不可能だと感じるために引き下がるのかもしれない。この種のコミュニケーションのよくない面を明らかにすることは大切である。自分が黙ろうとしていると感じたときには、ほかの人にそれを知らせるように、と治療者はメンバーを励ます。「閉じていく」ことに気づき、いつ、どのようにそれが起こるかを知ろうとすることは、機能不全のコミュニケーションパターンの打破につながる。

　セッションで得られたこの種の対人関係についての情報を、グループ外の対人関係に結び付けていけば、対人関係の学習が直ちに、具体的に進んでいくことになる。したがって、対人関係の欠如のメンバーは、実生活の対人関係を作るモデルとなるように、グループの中で治療者やメンバーと

よい関係を作っていくことが奨励される。

症例　バーブ

バーブは53歳の美容師で、成人した娘が2人いる。彼女は15歳から過食を始め、ダイエットを続け、何年間も体重の増減を繰り返していた。最初の評価の時点では、一週間に3回の過食をしていた。彼女は、落ち着かないときに過食をしやすいと言った。体重は104キロで95パーセンタイルの深刻な肥満であった。また、彼女は強迫性パーソナリティ障害の診断基準を満たしており、はっきりとは診断されないものの、自己敗北型パーソナリティ障害も見られた。

バーブには、衝突を避け、批判を恐れるパターンがあった。16歳のときから、うまくいかない男性関係がいくつかあったが、「完璧な」娘に見せるために、関係を隠したり美化したり（結婚していないのに、結婚していると言った）してきた。その結果、彼女は自分の胸にしまった気持ちを「マヒ」させ、うまく処理するために食物を使うようになったのだった。秘密主義と、自分の気持ちをごまかすための過食は、最初の結婚生活の間も続いた。夫は残酷で、言葉の暴力を振るったと彼女は言ったが、自分の敗北感を隠すために、「18年間、すべての人をだまして」充実した夫婦関係を持っていると信じ込ませていたのだった。

〈初期〉（第1〜第5セッション）

初期のグループセッションでは、ほかのメンバー同様、バーブも重要な人間関係について話すよう励まされた。離婚後、彼女は同棲していたが、恋人との関係は、感情が通っていないことが特徴だった。過食の症状を恋人に隠し、一緒にいるときはほとんど食べず、後から過食をした。仕事場では燃え尽きるまで没頭した。就業時間外にやってくる顧客を断ることができないからだった。職場からの帰宅の途中に食べている自分に気づくことが多かった。それは、仕事の多さに対する不満のはけ口なのだった。

このことをグループで話す代わりに、バーブは、自分の人間関係はすば

らしく、ダイエットがうまくいかないこと以外は特に話すような問題はないと言った。対人関係の欠如という問題領域の場合にはありがちなことだが、バーブは自分について正直に話すことによって他人との関係を作ることがなかなかできなかった。その結果、メンバーとの間にますます距離ができてしまった。長年、重要な人たちに嘘をつき、完璧なイメージを保つために自分を欺いてきたため、コミュニケーションをうまくとったり問題を解決したりすることが彼女にはできなくなっていた。グループ内での彼女のコミュニケーションは弁解という形をとり、自分にはほかのメンバーのような問題がないのに、どうしてこの場にいるのかわからないと言い張った。彼女が自分の子ども時代は完璧だったと話し、はるかにつらい子ども時代を送ったほかのメンバーのことを哀れだと言ったときには、怒りをあらわにするメンバーもいた。

　ほかのメンバーが自分の満たされていない人間関係を話し出したときに重要な転機が訪れた。バーブが自分の子ども時代と現在の人間関係がすばらしいと言ったことに対し、ほかのメンバーが立ち向かってきたのだ。要は、彼女に過食の症状があるのなら、彼女の人生がそんなにうまくいっているはずはない、という考えを突きつけたのだった。他人からこのようなことを言われ、その後やりとりをする中で、バーブは自分の人間関係がはじめに言ったほど親密なものでもなく、満足のいくものでもないということを打ち明けた。このように、重要な人間関係と、そのよい面・悪い面を振り返ることは、対人関係の欠如のメンバーをサポートする上で重要な要素である。このやりとりの後、バーブは前よりもほかのメンバーに受け入れられるようになったが、問題を隠し、自分を「よく」見せようとする彼女のやり方は、治療の中期になってもまだ問題であり続けた。

　初期の終わりまでに、治療者は、バーブが自分の気持ちを話してみるよう励ますことによって問題領域への取り組みをグループでサポートすることに決めた。この作業は、バーブが自分の気持ちを内にためていたことによるプレッシャーを和らげるだけでなく、グループ内で、またグループの外での人間関係において、人との関わりを増やすことにつながるはずだった。さらに、衝突に対する彼女の強い恐れと回避を検討し、他人とうまく

話し合う方法を見つけることにもなるはずだった。バーブはまた、食べ物で何とか紛らすのではなく、自分の気持ちがどんな状態かを見つめられるようになる必要があった。

初期の残りのセッションを通して、バーブは自分を大切にし、恋人ともっと話し合う、という目標に取り組み始めた。仕事の分量を減らし、活発に動くようになったことで、彼女は前よりも自分についてよい感情を持てるようになったと話した。

〈中期〉（第6～第15セッション）

作業の段階の間、バーブはグループ外の生活の中で目標に向けて取り組んでいることについて話し続けた。治療者はバーブが問題をうやむやにする傾向に気づくよう励ました。また、ほかのグループメンバーからも、自分の気持ちを軽視する傾向について建設的なフィードバックをもらっていた。グループでのやりとりの中で繰り返されるこれらの問題に注目して、治療外の人間関係におけるパターンと関連づけることは、彼女の作業を前に進めるために重要だった。最初の結婚における不幸について話しているうちに、外向きの生活を完璧に保ったために他人の助けを求めることができなかったということにバーブは気づき始めた。自分の感情を軽視したために、自分の感情を見つめて、もっと適応的なやり方で気持ちを扱うことができなかったということもわかってきた。このように、自分自身からも、他人からも、自分を切り離してしまうやり方は、グループ内での彼女の行動にも現れるであろうものだった。グループでそれが起これば、その瞬間に、メンバーと治療者はこの問題を扱うことができるはずだった。

グループ内での衝突は、衝突も効果的に解決できるのだということをバーブが知る機会となった。2人のメンバーの間で対立が起こり、それが解決されるのを見て、バーブはどのようにすれば自分の気持ちを表現しても孤立ではなく関係を深めることにつながるかを具体的に学ぶことができた。また、彼女自身とほかのメンバーの摩擦をうまく解決したことによって、意見の不一致もよい結果をもたらすことができるということを理解した。例えば、自分が認められていると感じたり、対人関係の質を向上させ

たりすることができる。グループの外でも、バーブは姉妹たちと心を開いて話し合うようになり、同僚ともコミュニケーションをもっととるようになり、必要なときには、顧客に対してもできることとできないことをきちんと区別するようになった。

〈終結期〉（第16～第20セッション）
　終結期までにバーブは、自分の問題を隠すために膨大なエネルギーを費やしていたことに気づき、家族や友達にもっといろいろなことを打ち明けるようになっていた。その結果、前よりも他人に親しみを感じるようになったと言った。事実、彼女は恋人と婚約した。また、働く時間を短くすることも続けていた。娘たちとも、父親についてどう思うか、という率直な話し合いをした。自分の感情を認めて自分を大切にすることを学んだために、ネガティブな感情が起こったときにもうまく扱えるようになった。これからも引き続き取り組むべき目標は、問題が起こったときに、それが過ぎ去るのを待つのではなく、もっと考えることだった。治療終了までには過食もやめており、8カ月後のフォローアップでも、過食症状はないと報告した。

　グループの中に対人関係の欠如の問題領域を持つメンバーがいると、治療者にとっては難しいこともあるかもしれない。ほかのメンバーのスケープゴートにならないよう、絶対に気をつけなければならない。むしろ、対人関係の欠如のメンバーに対して治療者自身やほかのメンバーが起こすネガティブな反応を観察することによって、実り多い経験ができるだろう。同時に、対人関係の欠如のメンバーによってほかのメンバーの作業が何度も妨げられるのもいけない。治療者は、やさしくフィードバックを与える見本を示すことが重要である。その際、問題とするのは人ではなく、対人関係の持ち方である。短期モデルで対人関係の欠如を治療するのは困難かもしれない。グループではこの課題への取り組みを始めるのがやっとで、グループが終わるまでに問題を解決できない人もいる、ということを強調することもよいだろう。

中期のグループの促進

　うつ病や摂食障害の患者の多くに共通するのは、拒絶されることを恐れるあまり、ネガティブな気持ちの表現を避ける対人関係のスタイルである。グループは、患者がそのような気持ちについて話し合い、人に話しても大丈夫なものかどうかフィードバックを受けるという実験ができる、理想的な場である。このようなやりとりによって、衝突をうまく解決へと導く技術が身につく。治療者は、患者に直接に指示したり、ほかのメンバーが発言するよう励ましたりすることによって、このやりとりを促進する。グループのメンバーのプロセスに絶えず光を当てて理解することが回復に向けて最も重要である。

　自由な会話を促進するためには、治療者がイエス・ノー式でない質問の仕方をするとよい。特に、セッションのはじめのうちはそうである。セッションが進み、メンバーが話し合いに参加してくると、詳しい質問が出るようになる。例えば、「あなたのパートナーとの関係についてもっと話してくれませんか」という質問をすると、それに続いて、さらに細部を聞くための質問がだんだんと出てくることになる。

中期を終わらせる

　中期には、各メンバーがそれぞれの目標に向かっての作業に忙しい、ということが望ましい。グループの凝集性が強くなると、セッション外での作業もスムーズになり、達成感や成功感がもたらされる。全体として、治療者が努力することは、グループ内やグループ外の実生活で示された各患者の現在の対人関係問題に焦点を当てることである。治療者の主な目的は、メンバーの非適応的な対人関係を――これも、グループの内外両方で――

変えるよう励ますことである。メンバーがお互いにどのような関わり方をするか、親しさや衝突にどう取り組むのか、あるいは避けるのか、ということを調べたり理解したりするのにグループは最適の場である（つまり、対人学習をするのである）。

　中期の終わり頃には、グループがやがて終わりを迎えることをメンバーは急に意識し始める。このことはかなりの不安をもたらすだろう。治療者は次のようなことを言って中期を正式に終わらせる。

　今日のセッションで治療の中期は終わりとなります。今日やるべきことは、自分の目標がどこまで達成できたかを振り返り、中期が終わることについてどう思うかを表現することです。目標に取り組む時間はまだありますから、やり残していることを今日話してみてください。もう1つ大切なのは、お互いに気づいた変化を話して、それをどう思うかについても話し合うことです。

　すべてのメンバーが、気持ちを話し合う作業に参加して、グループが終わるまでにやるべきことの概要を話さなければならない。このプロセスを通して、グループのエネルギーは、治療の終結期を生産的に乗り越える方向に向けられていく。

第6章
終結期
（第16～第20セッション）

　終結期はIPT-Gに欠かせない要素である。基本的には、メンバーが進歩を確認し、きちんと別れを告げ合い、症状の再発の心配や今後の治療の必要性について語り合うために設定された期間である。もっと感情的なレベルでは、有益で意義があると思っていた関係を終わらせることに伴う感情の扱い方をメンバーが学ばなければならないときである。そのため、複雑で葛藤のあるさまざまな気持ちが起こるときとなる。この感情の問題をメンバーたちがどう扱うかによって、終結期の基本的な課題への各自の取り組み方が決まってくる。治療のこの側面がうまくいけば、グループが終わった後も長い間やる気を持続させ応用を続けることができる。

　終結期は最後の5セッションとされている。治療の中でも重要なこの段階で、治療者は、終結のプロセスの主要なテーマを扱うようメンバーを励ましていく。それは以下のことである。

- 終結とは喪失体験となりうるものであり、悲哀に似たものであることを理解する。
- 十分な治療が受けられなかったとか、見捨てられるといったネガティブな反応を認める。
- 各メンバーがなしとげた進歩を強調する。特にグループ外での対人関係が改善したり人間関係が増えたりしたことに注目する。

- 問題領域についてひき続き取り組むことへの責任感を維持する。
- 今後の治療の必要性について話し合う。
- お互いに、また、治療者に、はっきりと「さようなら」を言う。

終結について明確に話し合う

　最後の数回のセッションで、治療者は、差し迫った終結への反応という問題を毎回とりあげなければならない。時々、グループで自然にこの話題になることがあるが、そういう場合には、治療者は、気持ちをより深く探るようにするとよい。一般に、この作業は繰り返す必要がある。メンバーは終結の意味について直接話すのを避けることが多いからである。はじめのうちは、終結についての気持ちに気づかない人もいる。終結は明らかにやってくるということを説明すると、話し合っておかなければならない重要なテーマだということを理解してもらえるようになる。終結に対する反応の度合いは、グループの長さやグループの凝集性などによってさまざまである。しかし、あまり反応の強くないグループであっても、終結によって喚起される個人の反応は、認識して取り組む必要がある。治療者自身もまた、近づく終結に反応するということを心に留めておくとよい。そのため、本章は、治療者が終結の話題を先延ばしにしないようにという観点からも書かれている。終結というのは治療の正式な一部であり、強力な治療的要素がたくさん含まれているということを治療者はよく理解する必要がある。

　グループを終える前に、メンバーは、終結についてどんな気持ちになっているか、そしてそれをどう扱っているか、ということを表現する機会を多く与えられる必要がある。終結についての話題が出ればグループのメンバーが自分たちの気持ちについて生産的な話し合いを始めるというケースもある。また、1人か2人のメンバーが何かを言っても、グループが再び作業の段階の話題に戻るケースもある。終結というテーマをどう扱うかと

いうことをメンバーたちに考えさせることも有用である。グループが終結期にやらなければならない課題に対して努力をしており、グループの終結に関するテーマに取り組んでいるようであれば、治療者はあまり積極的になる必要はない。しかし、最後のグループセッションまでには、終結期の主なテーマが取り上げられ、すべてのメンバーがその話し合いに参加したということを治療者は確認しなければならない。終結期は次のように始めるとよい。

治療者：次の5回のセッションはIPTの終結期にあたります。これまでに進めてきた作業を一緒に確認し、お互いの変化を指摘し合いましょう。何ができたかを振り返り、何をやり残しているかを話し合いましょう。このグループは皆さんすべてにとって、さまざまな意味で重要でした。グループの終わりが見えてきたというのはどんな感じかを話すことは大切です。悲しみや心配を感じる人も多いでしょう。私たちが締めくくりに入ろうとしていることで、怒りを感じる人もいるかもしれません。そういった気持ちについて皆さんそれぞれが話し合うことが大切なのです。……グループが終わることについて、皆さんは何を考えたり感じたりしてきましたか。

悲哀になりうる時期

　グループの終結に対する反応はさまざまである。グループの終了時期が近づくと、あるいはそのずっと前であっても、メンバーはお互いに別れを告げて一人でやっていくことに不安を募らせることもある。終結とはメンバーや治療者との関係が終わることなので、喪失というテーマ、つまり悲哀に似た問題がある。このような可能性をはっきり述べることは重要である。なぜなら、認識されていない悲しみは、再発への恐れや症状の悪化に

つながりうるからである。

　精神的な問題をかかえている人々が喪失に対して特に敏感になっていることは多い。実際、見捨てられた経験や孤立感という問題を持っているメンバーが、初期や中期といった早い時期に、グループが終わることへの恐れを口にすることがある。グループが短期で終わるという性質を治療者が繰り返し説明し、各セッションでメンバーが進歩しているということを認めさせても、メンバーの多くは、この支持的な環境を離れると症状が再発したりグループで得たものを失ったりするのではないかと恐れている。グループに参加するきっかけとなった症状によく似た症状が再発した、とメンバーが報告することも珍しくない。こういった患者の心配事の一つ一つに取り組むことが終結期の課題であることを治療者は認識しておかなければならない。

　同じく重要なことは、終結に関連した話題や気持ちがグループの話し合いの中に現れたとき、それに気づくことである。例えば、グループが終わることへの心配とは関連づけずに、死や喪失といった話題が持ち出されることがある。治療者はこの機会を捉えて、メンバーがグループの「死」や喪失についての気持ちを話し合うように導く。以下はその例である。

　グループの第17セッションで、メンバーの1人の女性が、近所の人がもうすぐ引っ越すという話を始めた。その近所の人とはここ数カ月でやっと知り合いになったばかりで、もうじき引っ越すということをつい最近知ったと言った。彼女は、悲しいという気持ちを話し、もっと親しくするべきだったと後悔した。別のメンバーが、家族と共に別の州に引っ越した兄弟とあまり連絡をとっていないことを後悔していると言って、この話に加わった。治療者はメンバーに、こういった気持ちが、グループが終わりに近づいていることへの気持ちとどう関係しているのかをよく考えてみようとやさしく指示した。

終結に対するネガティブな気持ち

　終結について治療者をしばしば悩ませる懸念は、終結についての話をすると、治療者に対するネガティブな気持ちを引き出すのではないか、ということである。「念のため」もう2、3回セッションを加えたい、終結のテーマを扱うのを遅らせたい、さらなる治療計画について話し始めたい、という気持ちを強く感じることもある。患者は終わりを強いられることには反応するものなのだと覚えておくことは重要だ。患者が最初からそのことを知っていても、反応は起こるのだ。

　したがって治療者は自信を持って終結の課題を進めるべきである。そこには、グループが終わることについてのポジティブな面もネガティブな面も共に含まれていなければならない。ためらいがちな姿勢や弁解がましい姿勢をとったりすると、建設的な終結を妨げることになる。ネガティブな気持ちを口に出して言うようメンバーを励ますということは、そのような気持ちを自分でも認識できるようになるということであり、治療に対して反抗的になったり、治療に対する怒りを残したりすることがなくなる。当然のことだが、メンバーは終結のポジティブな側面も持ち出してくるだろう。例えば、どれが非現実的な期待だったかがわかるようになったとか、自分の人生を考えて興奮を感じるといったようなことである。

　うつ病のグループで、あと2回のセッションを残すだけとなったときに、一人の女性が発言した。彼女のうつ病は夫の早すぎる死と関連したものだったが、またうつになるのではないかという恐れを表明したのだ。彼女はこのグループからは何も得るところがなく、はじめと同じくらい悪い状態でグループを終えることになる、と怒った口調で言った。治療者は話を続けるように勧め、彼女はその言葉に従った。ほかの2人のメンバーがこのテーマに同調した。すると、別のメンバーは、この3人がグループでどれほど努力して明らかな変化を起こしたか、ということを指摘した。さらに

別のメンバーは、水曜日がまた自由に使えるようになるのを楽しみにしていると言った。この話でそのセッションは終わった。

　次のセッションでは、最初に発言した女性が、自分が前回言ったことについて考えてきたと話した。夫が死んだときとまったく同じ反応だったことに気づいたと言った。夫が死んだとき、彼女は傷つきや怒りを言葉にできなかった。言葉にすると、夫の思い出を汚すと思ったからである。この1週間、彼女は夫の写真の前に立ち、あなたが死んで気が狂いそうだ、あなたをまだ愛している、と大声で泣き叫んだ。この話を聞いた人たちは皆、泣きそうになった。

　伝えるべき大切なメッセージは、喪失というのは誰もが経験しなければならないものだということ、そして喪失の際には自分は恵まれていないという気持ちになるが、誰もがその気持ちを扱わなければならないということである。このような気持ちを乗り越えられるようになるということは、とどのつまり、人生を扱えるようになるということなのである。

進歩を振り返る

　グループを終える際には、メンバー自身が遂げた進歩と、お互いに気づいた変化について話し合うことも重要な側面である。こうすると、それまでの取り組みを確かなものにすることができる。他人の進歩については容易に見つけられるのに、自分についてはわからない、というのはよくあることだ。例えば、うつ病の人は自分を否定的・批判的に見る傾向がある。摂食障害の人は、変化が起こったのは自分の努力の結果ではなく、他人や環境のおかげであるとすぐに思ってしまう。変化が起こったのは治療者のおかげであると思いたがる人もいるため、変化を起こしたのは自分自身なのだということを各メンバーに認めさせることは重要である。実際に、治療者のおかげだというような誤った評価をしてしまうと、治療が終わって

からメンバーが成功や進歩を続ける自信が奪われることにもなる。

　自分自身やお互いの進歩を振り返っていくと、ふつう、自信が増していく。メンバーがグループ外の実生活における対人関係をどれほどうまくやり始めているかということを治療者は強調しなければならない。メンバーは当初から、グループは実生活の人間関係の代用ではなく、むしろ、実生活でどうやっていくかを学ぶ場であると伝えられている。周りの環境を活用する方法をグループで努力して学んだおかげで、グループ外の人間関係が今ではもっと活用しやすくなっているということに気づかせるとよい。ここでの基本的なメッセージは、自分の人生、人間関係、社会活動への参加について、患者自身が自分で責任を負うことが重要だということである。

治療成果の維持

　グループの期間内で達成できなかった目標もあるはずなので、各メンバーは自分がこれからも注意すべき領域を確認しておかなければならない。将来起こりうる問題（自己批判、ネガティブな気分、過食など）をどう扱うかという話し合いを治療者はしておかなければならない。こういった問題についてオープンに話すことによって、メンバーは、変化と進歩を起こし続けていくためには、これまでやってきた取り組みと同様の努力が必要なのだというメッセージを受け取る。症状のぶり返しも起こりうると告げておくと、メンバーは変化を現実的に受け止めるようになる。また、治療効果を継続させるには、自分で責任を受け入れることが必要なのだという事実も強調される。これは、消極的になったり、治療者や家族、友人などに過度に依存したりすることを防ぐための重要なテーマである。

　将来起こりうる問題の扱いについて話し合うと、自分でやっていけるという気持ちが支えられる。今後治療が必要となる予兆や症状について考えられるようにサポートすることは重要である。それら指標となるものにつ

いて重要な他者と話し合うように治療者は勧めるとよい。そのような指標は、グループのときと同じように、メンバーが変化に気づく助けとなるからである。さらに、とるべき行動戦略のリハーサルをし、場合によっては書面にする。

摂食障害のメンバーには、症状を自分の弱点、あるいは「アキレス腱」として見るよう勧めるとよい。そのように理解すると、摂食行動について現実的な期待を持つことができるようになるからである。特に、社会的・感情的に難しい状況になったとき、その対処法としてまずとる行動が過食なのだと気づくことがメンバーにとって重要である。過食が悩みのサインだと気づき、代わりの対処法をとれるようになれば、一度の過食がパターン化することはなくなってくる。

うつ病の患者の場合は、これまでに数回のうつ病エピソードを経験しているなら、これからもうつ病になる可能性は高いということを知っておく必要がある。そのような人は、何がうつのきっかけとなるのかをよく考え、それを何とかできるよう備えておく必要がある。また、早い時点で治療を受けられるよう、うつ病の初期のサインにも注意しておかなければならない。これらのやるべきことをリストした「危機対応」カードを作っておくと役に立つ人もいる。

はじめの契約の終了

終結は不快なときとなることが多い。当然のこととして、治療が終わってからも集まろうと言い出す人が出てきて、一斉に電話番号の交換をしたりすることがある。治療者は、集まることから何を得たいのか、グループで考えてみることを勧めるとよい。そのような集まりは長く続かないものである。治療者は、グループを終えるということと、終結について話すことが重要なのだということを、穏やかに、しっかりと守ることが必要である。すでにメンバーもわかっていることだが、グループはもう存在しなく

なるということを強調するのは有用である。メンバーは別れを告げ、治療のこの部分をまとめなければならない。

　はじめの頃のセッションで行ったように、最後のセッションに何らかの形式を持ち込むこともよい。最後から2つ目のセッションで各メンバーに対して、別れの言葉としてメンバーの一人一人に最後のセッションで何を言いたいかを考えてくるように、と伝えるべきである。メンバーが8人のグループでは、このプロセスに1時間以上かかるだろう。最後のセッションは正式に別れを言う機会であるが、同じくらい重要なこととして、グループで共同作業したことの価値を認める機会でもある。したがって最後のセッションは、思いやりにあふれる感謝の宝庫となり、それは自尊心を非常に高めることになる。一番最後に、治療者が、個々のメンバーにではなくグループ全体にコメントをするのが最もよい。以下はむちゃ食い障害のグループの最終セッションからの引用である。

治　療　者：今日は、皆さんがグループでなしとげた変化について、お互いにフィードバックしてみましょう。まず、マリリンから始めましょうか。ずいぶん頑張って、パートナーとの関係も飛躍的に進歩しましたね。

マリリン：夫との関係ではよい変化がいくつか起こせたと思いますけれど、グループをもっと活用していればもっと進歩したのに、と思っています。

治　療　者：あなたは対人関係と食べ物の関連に気づきましたよね。はじめの頃は、それが自分とどういう関係があるのかもわからなかったのに、頑張りましたね。

マリリン：そうです。それから、人の世話焼きもやめました。自分のことは自分で大切にしなければならない、誰もやってくれないのだから、ということに気づいたんです。

治　療　者：ほかにマリリンの変化に気づいた人はいますか。

テ　ッ　ド：マリリンは変わったと思います。グループの中でも、ずいぶん変わりました。前ほど弁解することなく、はっきりと言うよう

になったと思います。

治　療　者：テッド、あなたはどうですか。自分の進歩については。

テ　ッ　ド：いくつかの方法を学びました。前ほど自分を疑わなくなりました。それで今ではほかの人のこともはっきりわかってきました。職場の人間関係もよくなりました。それは、自分がどう思っているかをよく考えるようになり、他人の意見を簡単に取り入れなくなったからだと思います。前より自分に自信が持てるようになりましたし、それがほかの人にも伝わっているのだと思います。

治　療　者：ほかにテッドにフィードバックすることはありませんか。

　メンバー全員が自分自身とお互いの進歩についてのコメントを終えるまで、この調子で続けていく。セッションの最後に治療者はこうコメントする。

治　療　者：皆さんが、どれほどのリスクを冒して責任を持って頑張ってこられたかを考えると、感動しますね。このようにリスクを冒して責任を持って取り組むことが、皆さんの重要な変化につながってきたのです。皆さんが立てた目標に向かって、これからも頑張って取り組んでください。いろいろな意味において、本当の作業は今日から始まります。今日までのプロセスを皆さんと体験できてよかったです。後日、個人面接でお会いするのを楽しみにしています。

フォローアップのための面接

　グループ終結の4～6週間後にフォローアップ面接を行い、各メンバーがどの程度機能しているかを評価する。これはまた、グループで始めた作

業を患者が継続していくための刺激となる。最初の評価のときに質問紙を使ったのなら、ここでもまた使うことができる。治療に反応しなかったメンバーや、本当に再発してしまったメンバーには、このときに追加の治療を調整できる。

　一言で言えば、終結は移行のときである。変化のための１つの場を終え、別の場の始まりに向かうときである。別の場とは、グループ終了後の人生である。そこでは、メンバーが「自分の治療者」にならなければならない。危機的な状況が現れない限り、メンバーは治療の結果のままに生活し、フォローアップ面接までは別の精神療法を求めないよう、励ましておくべきである。また、グループ終了後も、グループで扱ってきた問題に積極的に取り組んでいけば、目標に向けての進歩を続けることができるということも伝えておくべきである。このように治療後も変化が続いていくプロセスは、予後を調べた文献によく見られる。

第 4 部
実際の臨床における問題

第7章
IPT-Gでグループのプロセスを進めやすくする技法

IPT-Gの技法

　本章ではIPT-Gの治療者のためにグループのプロセスを進めやすくする技法について述べる。治療者は、グループの段階、メンバーの心備え、問題領域などの要素に基づいて、これらの技法をいつ使うのが適切であるのかを決める。IPT-Gの独自性は、これらの標準的なグループ介入技法にあるのではなく、4つの問題領域を扱うときの戦略にある。多くの例で、課題に対してメンバーを引き込んでいるということに注目してほしい。

◆**現在に焦点を維持する**

　現在の対人関係に焦点を当て続けることが中期のセッションの一貫したテーマである。治療者は常に各メンバーの問題領域とその目標を心に留めておく必要がある。目標と関係なくセッションを進めることはしない。作業が深まるにつれ、治療を受けるに至った問題に取り組むことへの抵抗をメンバーは感じるようになるものである。治療者は必要なだけの積極性をもって、話し合いの焦点がずれないようにする必要がある。焦点からはず

れた会話が長く続かないうちに、なるべく早く介入するのが最もよい。曖昧で、ポイントのない話、あるいは症状についての話になったら、取り組んでいる課題に焦点を戻すよう話題を変えていく。話が本筋から逸れていく場合も、遮るか、中心テーマと治療目標に関連づける必要がある。このようにして、メンバーにとって個人的・感情的に重要な話題を強調し、抽象的・技術的・知的な性質の話は敬遠する。メンバー間のつながりを強め続け、すべての参加者との関連を強調するのがIPT-Gを進めていく上で重要な点である。

◆グループの例

　第6セッションで、子どもの頃に同じような被虐待体験を持つ数人のメンバーが、治療者に対して、グループの焦点を制限するのはおかしいと言い出した。個々人の幼少期の苦痛に満ちた経験とそれに伴う感情を乗り越えるために、グループは役に立たないのではないかと心配したのだ。それらの経験は自分たちの現在の症状に関連があると彼らは考えていた。治療者はその心配についてしばらく話し合わせたが、幼少期のトラウマから始まったパターンがどのように現在の人間関係に反映されて染みついているのかを考えるように導いた。現在に変化を起こすということは、過去を書き換えたり切り離したりすることを意味するのではなく、作業の焦点を現在に移すことを意味する。すべてのメンバーが過去の経験を詳細に検討する時間は明らかにない。共感を示しつつ、現在の症状から回復するのに最も役立つのは作業の焦点を現在に移すことなのだと強調しなければならない。実際に、治療目標と対人関係の改善に焦点を当てることによって、メンバーは回復し、自分の人生をコントロールしていると感じられるようになる。第6セッションからの次の引用について考えてみよう。

治療者：ご両親が別居し、遠くの親戚に預けられ、ほとんど一人ぼっちだった頃に、ジョンがどれほどつらい時を過ごしたか理解できて、とても意義がありました。そして、なぜ彼が、寂しくて

も、何でも1人でやっていこうという生き方をするようになったのか、よくわかります。このことと彼が今かかえている対人関係の問題との関連に気づいた人はいますか。

　第5章で記したが、自由な話し合いを促進するためには、治療者がイエス・ノー式でない質問の仕方をするべきである。特に、セッションのはじめのうちはそうである。セッションが進み、メンバーが話し合いに参加してくると、詳しい質問が出るようになる。例えば、「あなたのパートナーとの関係についてもっと話してくれませんか」という質問をすると、それに続いて、さらに細部を聞くための質問がだんだんと出てくることになる。

◾️問題領域を結びつける

　IPT-Gには4つの問題領域があり、それぞれに異なる目標と戦略があるが、すべては対人関係という1つのグループに入っている。メンバーは問題に取り組む際にそれぞれのさまざまな問題を述べていく。1人のメンバーの作業をほかのメンバーの作業に絶えず結びつけるということをメンバーが自発的にやろうとしないときには、治療者が積極的に行い、作業のプロセスを促進する。4つの問題領域のいずれも、ほかの領域と戦略の重なるところがある。例えば、対人関係を発展させたり再構築したりすることや、問題に対する感情を探ることは、4つの領域すべてに共通するものである。〈悲哀〉と〈役割の変化〉の問題領域では、必要とされる変化の見通しを立てるために、ストレスに満ちた出来事の前後の状況について現実的に見ることの重要性が強調される。〈役割をめぐる不和〉と〈対人関係の欠如〉には、人づきあいに関してよく似たタイプの問題が見られることが多い。

　すべてのメンバーは、別の問題領域にあるほかのメンバーの問題が、今現在はあまり関心のないことであっても、自分の人生にどのような関連があるかをじっくりと考えることによって、自分のプラスにすることができる。実際に、扱うべき2番目の問題領域を持っているメンバーは多い。例

えば、役割の変化を主な問題として治療を受けにきた人であっても、次なる問題が役割をめぐる不和だということもある。あるいは、変化の状況についての理解を進めていくと役割の不和という問題が浮かび上がってくることもある。1つの問題領域や目標に関して、それに取り組んでいるメンバーは通常1人以上いるので、メンバー間での共同作業を奨励していくとよい。

◆グループの例

　第12セッションで、ダン（問題領域：役割の変化）は、調子がよくないと言った。父親の親友が自殺したことを昨日知ったのだった。彼は最近、配置転換のため、あまり父親に時間をさいてあげられなかったことに罪悪感を持っていた。彼が父親の友人に対する罪悪感・悲しみ・怒りなどを語っているうちに、メンバーの1人の女性（問題領域：異常な悲哀）がショックと怒りで落ち着きをなくしてきた。彼女の問題はダンの父親の状況と直接関係があり、2年前に自分の母親が急死したときのつらかった経験を詳しく語った。もう1人のメンバー（問題領域：対人関係上の役割をめぐる不和）は、グループに参加している間にも自殺したいという気持ちを感じていたのだが、自分の問題を自殺以外のどんな方法で解決できるのかわからないと言った。治療者はこうして現れたグループのテーマを「こういった感情をどうしたらよいか」とした。セッションでの話し合いを通して、回復のプロセスの重要な部分は、適切でない行動に頼らずに自分の感情に耐えられるようになることなのだとメンバー全員が学んだ。

◆メンバー間の関係を利用する

　グループという環境では、メンバーがお互いの反応に気づいたりコメントしたりする機会を得られる。そのようなやりとりは、問題に直面させたり明確化をしたりすることにもつながり、また、サポートにもなる。グループで自分がどのようにして対人関係を不満足なものにしているのか、と

いうことに気づかせ、治療戦略の力を高める。たとえば、夫婦間の不和の問題を持つ女性のメンバーのことを考えてみよう。彼女は、他人の要求を優先させる「世話焼き型」であって、後になって腹が立ったり搾取されたと感じたりする、というパターンが夫婦間の不和につながっている。典型的には、彼女は同じ困難をグループでも経験する。はじめのうちは自分に時間をさいたり注意を向けたりしてほしいという要求をせず、後になって自分は疎外されていると感じ、苛立ち、治療をやめようとする。そのような難しい感情を表現し、検討し、乗り越えられるように、治療者は積極的に働きかけるとよい。

　うつ病や摂食障害の患者の多くが、拒絶されることを恐れて、ネガティブな気持ちの表現を避ける対人関係パターンを持っている。グループはそのような気持ちについて話し合い、どれほど自分のことをよく表現できたかフィードバックを受ける実験の場として理想的な環境となる。このプロセスによって、衝突をよい形で解決するスキルが身についていく。治療者は、直接、あるいはほかのメンバーに発言を促すことによって、このプロセスを促進する。グループのメンバーのプロセスに光を当てて理解し続けることが回復の中心となる。

　メンバー間の緊張を探るために、一般的なイエス・ノー式でない質問をするとよい。特に、セッションのはじめのうちはそうである。セッションが進み、メンバーが話し合いに参加してくると、詳しい質問が出るようになる。例えば、「あなたのパートナーとの関係についてもっと話してくれませんか」という質問をすると、それに続いて、「あなたのパートナーが皮肉な言い方をしたときに、あなたはどうしていますか」というように、さらに細部を聞くための質問がだんだんと出てくることになる。

◆グループの例

　第10セッションで、ジャンは自分とほかの2人のメンバーとの間に起こった誤解について直接扱うことができた。その前のセッションで、彼女がアンに対して抱いている難しい気持ちについて話したときに受けた反応

のことで悩んでいる、と言った。自分の受けたフィードバックは、過去に感じた拒絶と同じだとジャンは言った。これまでジャンは傷つけられたと感じると、そこから逃げて関わりを断ってきた。こうした気持ちをジャンが話すと、数人のメンバーが彼女の意見と気持ちは正当なものだと支持した。引きこもったり傷ついた気持ちに執着したりするのではなく、彼女は積極的にほかのメンバーと共に自分の気持ちを解決しようとした。自分が傷ついたということを話すことによって、彼女は、自分が見下されたり排除されたりするのではないかという考えを直接見直すことができた。また、ほかのメンバーにとっても、自分のものの見方を表現し、コメントにこめられた意図を明確にする機会が与えられることになった。

　グループの中で、いろいろなことをチェックし、フィードバックを受け、自分の反応を表現することによって得られたものを、実生活上の対人関係の問題に応用することができる。次のセッションまでにジャンは、グループでの体験に基づいて、学習したことを意義深い形で現実に移すことができた。娘と口論になったとき、そこを離れて後でイライラするかわりに、その場にとどまり、娘と話し合うことを決心した。娘は肯定的に話し合いに応じ、その後、二人は晴れやかな気持ちで一緒に外出することができた。

◉明確化

　この技法の短期的な目標は、自分が実際にコミュニケーションしたことは何かをメンバーに気づかせることである。以下はその例。

1. メンバーが言ったことをもう一度繰り返すように頼む。これは、メンバーが普通でない言い方をしたときや、メンバーが関連づけようとしていることを強調したいときに、特に有効である。

治　療　者：ジョン、もう一度言ってもらえますか。あなたにとって、ずいぶん意味があったことのようですが。

明確化は、メンバーの間で衝突が起こったときにも役に立つ。メンバーを落ち着かせることによって、自分たちの気持ちの意味を考えられるようになる。

治　療　者：ジョーの言ったことのどの部分で、あなたは拒絶されたと感じたのでしょうか。

2.　何かを表現するときの矛盾に注意を引く。例えば、メンバーの感情表現と、言葉で話していることの間に矛盾がある場合など。

治　療　者：ジョアン、私は2つのメッセージが伝わってくるように思います。1つはあなたが置かれているひどい状況についての情報。そしてもう1つは、それを話しているときにあなたがほほえんでいることです。皆さんは気づかれましたか。

3.　あることについて、先に語られたのと違うように語られたときにも、食い違いを指摘する。

治　療　者：ジョアン、どうもうまく理解できないのですが。前にあなたは─────と言いましたが、今は─────と言いましたね。

◆■コミュニケーション分析

　この技法はコミュニケーションのどこに問題があるかをはっきりさせ、より効果的にコミュニケーションをする方法を学べるようサポートするために用いられる。重要な他者との間の最近のやりとりや口論について患者に詳しく話してもらった後、治療者はどこにコミュニケーションの問題があるのか、その根本には、他人の考えや気持ちについてのどのような憶測があるのかをはっきりさせる。治療者はほかのメンバーに対しても、話を

聞いてどんな反応が起こったか、関連することはないか、尋ねるとよい。メンバーがグループ内で繰り返しているパターンが浮かび上がってくるだろう。貧弱なコミュニケーションに代わるやり方は、関連する問題を探った後で提案するとよい。

◆グループの例

　第14セッションで、ジョアンがこの1週間は大変だったと話し始めた。しかし、何がどうなっているのかよくわかっていなかった。彼女は症状が悪化していると言い、「どうでもいい」という気持ちが彼女の感情にしみついてしまっていると言った。この週、彼女は以前のパートナーと話していた。彼女はそのやりとりの詳細を話すよう励まされた。以前のパートナーにどう思われているのかをジョアンが非常に気にしていること、彼らのビジネスがパートナーのせいでだめになったことへの失望を努力して隠していることがはっきりしてきた。ほかのメンバーは、ジョアンが本当の問題をどのように避けたかにすぐ注目し、その話し合いから本当は何を得たかったのかを話すように勧めた。同じようなスタイルを持つメンバーも話し合いに加わった。ジョアンは、ほかのメンバーが話し合いに加わる「前に」そのやりとりについての自分の結論を出すように励まされた。

◆感情表現の奨励

　内面の気持ちに気づくようになること（つまり、明確化）は、自分が言いたいことを表現し、認め、理解することにつながる。この目的のための治療技法はたくさんある。ここではそのうち2つの技法を述べる。第1の技法は、メンバーが痛みを伴う感情を認め、受け入れるよう促進すること、そして第2の技法は、望ましい対人関係上の変化を起こすために感情的な体験を利用できるよう促進することである。

　第1の技法は、気持ちを体験したり表現したりする場であるグループによって促進される。患者の多くは、ふつうは強い感情を抱くはずのところ

で、感情的に抑制されている。自分の権利が侵害されても、主張せず、怒りを感じないこともある。あるいは怒りを感じても、それを直接表現する勇気がないということもある。そのような場合、IPT-Gの治療者は、メンバーが自分の感情を認められるようサポートすることが大切である。その1つの方法は、同じように感じた経験を話すようほかのメンバーに勧めることである。「マークが感じていることと関連のある人はいませんか」。気分を害するようなやりとりが明らかに起こっているのに、メンバーが気分を害したことを否定する場合は、治療者が次のように言うとよい。「あなたは気分を害していないとおっしゃるけれど、メアリーがああ言ってから黙ってしまったと思うのですが、皆さんは、メアリーが黙ってしまったことに気づきましたか」

　第2の技法（対人関係の中で感情をどう利用するかを教えるもの）は、どのような感情を抱いているのか、その感情と関連している経験は何かをはっきりさせるところから始まる。次のステップはグループの中で感情を活性化することである。目標は、メンバーが対人関係においてもっと建設的に行動できるようになることである。状況によって、感情を表現したほうがよい場合と抑制したほうがよい場合がある。別の言い方をすれば、自分の気持ちを（グループの内外で口に出すかどうかを問わず）知り、理解し、認めることによって、実生活の状況のうち、感情を表したほうがいい場合と抑えたほうがよい場合の区別がつくようになる。

◆グループの例

　サンディ（問題領域：対人関係上の役割をめぐる不和）は、グループで、肉親とのやりとりの中でぶつかる問題について話した。すると、ほかのメンバーは、マイク（問題領域：対人関係上の役割をめぐる不和）がだまり込み、話し合いに加わらなくなったのに気づいた。無言になったことをほかのメンバーが指摘すると、マイクは最初はそれを否定した。しかし、グループは諦めなかったので、マイクは結局、父親が彼の息子の1歳の誕生日に何もしなかったことで傷ついていると認めた。マイクは、父親との関

係における自分自身の怒りと拒絶の気持ちを明確化し表現した。治療者からほとんど指示を受けずにグループは「親から決して得られないものを欲しがるのをいつやめるか」というテーマを設定した。マイクは父親との関係に関して多くのつらい気持ちに気づいて表現していたが、この時点での彼の目標はその気持ちを父親に直接表現することではなかった。その代わりに、サポートや友情を誰に求めればもっと満たされるのか、ということをメンバーは話し始めた。

◆**積極的な行動とその結果の評価をサポートする**

　一般的に、メンバーが新しい行動を実行に移す前に、気持ちや見込みを調べるよう励ますほうがよい。新しい行動が実行に移されれば、その結果を評価し、別の行動が必要かどうかを判断できるようグループがメンバーをサポートする。進歩を評価し続け、変化を強調し続けることは、グループの作業の中でも、必要で価値のある面である。グループ内での話し合いをグループ外の日常生活に応用できるよう、メンバーをサポートすることになるからである。

◆**グループの例**

　グループの中間にあたる第10セッションで、治療者は、今までに起こした変化と、残りの10週間で取り組みたい目標、取り組む必要のある目標についてお互いに話し合ってはどうかと言った。治療者はまた、メンバーが実生活で起こした変化が各自の症状にどう影響を与えているかについても話し合うことを勧めた。そのときウェンディが、グループの中でもっと自然に話せるようになることが自分にはとても重要なことなのだと言った。彼女はグループの中で、時には、どのタイミングで話せばよいかとずっと待ち、自分の話したい事をふるいにかけ、結局は欲求不満がたまってしまうのだと言った。彼女は自分がほとんどの人間関係で同じようなやりとりをしていることに気づいたと報告した。治療者は、彼女が自分自身に

ついてより多くのことに気づいてきているのだと指摘し、グループの中で彼女のパターンについて取り組む時間はまだある、でも、まずは自分で変化を起こす努力を始めなければならないと言った。第11セッションでウェンディは躊躇する気持ちを振り切って自分をオープンにし、自分がどう見えるかということをグループにチェックしてもらうことで不安をコントロールした。グループのメンバーは、彼女が今までよりも「本物」で「正直」になったと思うと伝え、そのような彼女が好きだと言った。ティムも自分をオープンにすることができずに苦労していたが、ウェンディを見習うことにした。次のセッションまでにウェンディもティムも、重要な他者に対してよりオープンになれたこと、そしてそれが気分にも自尊心にもプラスの効果をもたらしたことを報告した。ほかのメンバーは二人の努力をサポートした。

◈要約する

セッションで出てきたグループの重要なテーマを振り返ると、グループのメンバーをサポートし、問題を明確化し、グループを一体化させる効果がある。時には、メンバーが自発的にまとめをすることもある。また、治療者が重要なテーマについてコメントを述べることもある。グループの形式によっては、治療者がセッションの要約を書いて渡すこともある。

◈グループの例

20セッションのグループの第15セッションの終わりに、メンバーが取り組んでいるいくつかのテーマについて治療者がコメントした。

治療者：ここ数回のセッションで持ち上がってきた重要な問題は、自分の気持ちを知るだけでなく、それを重要な人間関係の中ではっきりと表現することが時としていかに難しいかということです。これまで皆さんは自分の気持ちを押しつぶそうとしてきま

した。グループが始まってから私が見てきたところでは、皆さんは前よりもずっと自分の気持ちに気づいているし、それを表現する方法を見つけてきています。対人関係を変えたり改善したりするためには、自分の気持ちについてもっとオープンになり、自分がどうしたいかということをもっと直接言えるようになることが必要です。多くの人にとってこれは、今までの対人関係のやり方とは違いますから、ある程度の不安と恐れをもたらします。何でもそうですが、練習が必要なのです。自分がやりたいことと自分に必要なことを明らかにしてよく考える方法を探し続けることが回復のプロセスの中でも重要です。

難しい患者の扱い方

　ある種の患者の行動は、直ちに思慮深く対応しないと、グループ治療のプロセスを妨げる可能性がある。ここでは、そのような行動のうちよく見られるものと、その扱いについて説明する。治療者は、グループ参加の規準を監視し、これから述べるような行動をするメンバーについては軌道修正をしなければならない。そのときに頭に置くことは、問題行動を直すだけでなく、そのメンバーが治療外で抱えている対人関係の問題に関連づけることも重要だということである。同様にメンバーに対しても、グループ内の行動と、全体的な対人関係の目標とを直接関連づけるよう励ます必要がある。一般原則として、まずは、その行動をとった患者との間で問題を扱えるよう工夫する。これを発展させて、グループ全体でその状況を話し合えるよう励ましていくとよい。その状況がグループ機能にどんな影響を与えているか、その行動をどのように理解してどのように変えていけるのか、といったことである。

◆**患者が沈黙したり受け身になったりすることが多い**

　あるグループメンバーがセッションの間、常に黙っているという場合、問題が発生する。最終的にグループから脱落していくメンバーは、治療を完了するメンバーよりも、セッションに参加する頻度が少ないということがデータから示されている（Oei and Kazmierczak 1997）。グループに参加しないメンバーは、適度な積極性をもって、自己をよりオープンにしているメンバーと比べると、グループ治療から得るものが少ない（Tschuschke and Dies 1997、Tschuschke, MacKenzie, Haaser, and Janke 1996）。ほかのメンバーは無言のメンバーに批判されていると感じる。そして、結局のところ、無言のメンバーの心は「読みにくい」ので、ほかのメンバーはそこにネガティブな性格を投影しやすくなる。

　治療者がこの問題を検討しようとすると、無言のメンバーは「観察して学びます」というようなことを言うかもしれない。そのような場合、治療者は、回復するためには、すべてのメンバーが思い切ってグループの中で自分自身と目標について話すことが必要だと強調しなければならない。メンバーがもっとオープンになるのをサポートする方法はたくさんある。いくつかの例をあげる。

1. はじめにお互いを結びつけ、積極的に参加するよう励ますことによって、すべてのメンバーによる話し合いを促進する。

治　療　者：皆さんの何人かは、自分の気持ちをかかえ込まずにもっと話せるようになりたい、という目標を持っているわけですね。ここで取り組んでみたらいかがでしょうか。

　黙っている患者には特に次のように話す。

治　療　者：ジェシカ、あなたは今日、ずっと話を聞いているだけで、あまり話しませんでしたね。なぜ話さなかったのでしょうか。

2. それでもその状態が続くときは、その行動を目標の1つに結びつけることによって、問題への取り組みを励ます。これはまた、対人関係の学習を深めるよい方法である。

治 療 者：グループ前の面接で、あなたには自分の気持ちをかかえ込む傾向があるということを話し合いましたね。そして、その後、あなたは過食をするわけです。感じたことはその場で表現するということが1つの目標でしたね。それをここでやってみたらよいのではないでしょうか。あなたが今感じていることを、思い切ってグループで話してみてください。

　あるいは、次のような方法もある。

治 療 者：アン、あなたは、自分自身のことを直接話題にされたとき以外はほとんど話さないでセッションが終わるのを待っていますね。話し合いに加わるのをためらっているのはなぜでしょうか。

　メンバーは、自分がしゃべると「ばかみたい」に思われたり、ほかの人に嫌われたりするのが怖いのだと答えるかもしれない。こういった反応についてグループで話し合うと、人の気持ちについての実りある話し合いにつながることもある。そして、グループにおける行動から浮かび上がってきた対人関係上の問題を指摘すると、実生活における重要な他者との関係にそれがどんな影響を与えているかを考えるきっかけとなる。
　時には、グループへの参加を最も上手に励ますのがほかのメンバーだということもある。

治 療 者：今日は、多くのメンバーがクリスティーンに話しかけましたね。彼女がここで扱いたい問題について、もっと話しやすくするために何かよいアイデアはありますか。

◆患者が場を独占する

どのグループでも、「ものごとを進める」役割を誰かが担うことになる。初期のセッションでは、このようなメンバーは治療者からもメンバーからも感謝される。少なくとも、話をしたがる人がいるのだから。しかし、最初は長所だったものが、その人がひっきりなしにしゃべり、ほかのメンバーがどう答えていいかわからず苛立ち始めると、欠点になる。この独占パターンを軌道修正しない限り、短期のIPTグループの目標から後退するのは明らかである。

場を独占するメンバーは、自分の行動が対人関係上どういう結果をもたらすかを観察する方法を学び、それから、行動の改め方を学ぶ必要がある。同時にほかのメンバーも、お互いに時間を共有するだけでなく、自分のためにグループの時間を「とる」方法を学ぶ必要がある。治療者はすべてのメンバーにお互いの「不平を言い合う」ことを許し、バランスを取りやすくする。最初の介入によって、すべてのメンバーがグループで話をするべきだということ、そして自分がちゃんと参加できているかどうかをチェックするべきだということが伝わるだろう。以下に、独占する人との関わり方の例をあげる。

1. 独占者に話をやめさせ、その人の話したことが自分とどう関連しているかをほかのメンバーに話してもらう。

治療者：テレサがたくさん話してくれました。ここでいったん話を止めてほかの人に入ってもらい、今日、テレサが取り上げた問題とどんな関連があるかを聞いてみましょう。

2. 独占者が話していることとほかのメンバーの作業を関連づける。

治療者：カールも同じ問題を前回のセッションで話したと思うのですが、カール、今、ビヴァリーの話していることに共感できますか。

3. 微妙な介入をしても独占者が反応せずにその行動が続くときは、もっと直接的に、そのプロセスを指摘する。一つの方法として、独占者に、自分自身がグループでどういう行動をしたかを観察してもらい、何を伝えたいのかをまとめてもらう。

治療者：スザンナ、あなたはたくさん話してくれているのですが、私はあなたの話の詳細にはちょっとついていけません。あなた自身、あるいはあなたの今の気持ちについて、私たちに一番伝えたいことを、1つか2つの文章にまとめて言ってもらえますか。

4. 行動そのものに対する意見を言い、対人学習を深めてもらう。

治療者：マーシー、あなたはここでいつも最初に話しますね。自分の課題に取り組む準備ができているというのはよいことなのですが、ほかのメンバーがあなたの話とどんな関わりがあるか、また、あなたに対してどんな反応を示しているのか、気づけているでしょうか。ちょっと時間をとって、ほかのメンバーにあなたがどのように見えているのか、フィードバックをしてもらったらどうでしょうか。

　ここでの主な目的は、独占者がほかのメンバーに拒絶されるようになるのを防ぐことである——そのために、対人行動を改めてもらうのである。同じく大切なことだが、ほかのメンバーがフィードバックをするときには、あくまでもその行動によって自分がどのような影響を受けたか、ということに焦点を当てるべきである。例えば「リズ、あなたはしゃべりすぎです」と言う代わりに、「リズ、あなたがしゃべり続けていると、私は排除されたように感じます。まるで、私に話に入ってほしくない、親しくなりたくない、と言われているような感じがします」と言うとよい。信頼できる雰囲気を作っていくことによって、治療者は独占者にとってしゃべり続けることが何を意味するのかを本人に考えさせることができる。この行動を実

生活の対人関係における問題やグループでの目標に結びつけると、洞察を深めることができるし、うまくいけば、変化へとつながることもある。

◉患者が症状のことばかり話す

　独占者の１つのタイプとして、自分の病状について、そしてそれがどれほど自分の人生に影響を与えているかを長々と話す患者がいる。はじめのうちはグループもその状況に理解と同情をもって応えるが、いつまでも続くと、やがてこのメンバーがグループの足をひっぱるようになり、メンバーから憎まれるようになる。治療者は話題を対人関係の問題に戻すよう、だんだんと強く軌道修正をしていかなければならない。

　症状にばかり焦点を当てていると、設定した対人関係の目標への取り組みができなくなるということをはっきり述べる。

治　療　者：ヘンリー、あなたは大変苦しい思いをしているようですね。私たちがこのグループですることは、皆さんの生活の質を改善する方法を、特に対人関係という点から考えてみることです。一緒に考えた対人関係の目標にあなたが焦点を移していけば、あなたを悩ませているうつ病の症状も消えていくことでしょう。あなたが症状にばかり焦点を当てていると、症状はさらに悪化するでしょうし、対人関係の重要な変化を起こすのに必要なエネルギーと努力がすべて奪われてしまいます。

◉患者が他人の話ばかりをする

　このタイプの患者は、外部の人や状況について長々と詳細にわたって話す。その結果、患者本人よりもその知り合いについて、ほかのメンバーは多くを知らされることになる。このような話を何度も繰り返すコミュニケーションパターンをとると、独占者に似てくる。初期のグループセッションでは、メンバーの背景を知るために、重要な他者についての詳しい情報

を得ることも大切である。しかし、メンバーが背景をざっと述べた後は、重要な他者についての細かい話を続けるのではなく、重要な他者についてメンバーがどう感じているか、どう反応しているか、ということを話していくよう、もう一度焦点づけをするとよい。

　治療者が焦点を戻そうとしても患者が応じないようであれば、次の技法の使用を考えるべきである。

1.　グループのプロセスについて教育する。

治 療 者：ここにいない人について細かく説明しようとするよりも、自分の問題領域に取り組む中でほかの人に対してあなたがどう思ったり反応したりするかに焦点を当てるようにしたほうが効果がありますよ。

2.　本人の行動が対人関係にどのような結果をもたらすかを説明する。

治 療 者：あなたが重要な他者に対する気持ちや反応を話してくれると、あなたのことがわかるようになったと感じます。でも、あなたが状況の説明ばかりしていると、あなたとの距離を感じてしまいます。

3.　グループのほかのメンバーに、感想を聞く。

治 療 者：サマンサが状況を細かく説明するのではなく、自分のことを話してくれて、皆さんはどう思いましたか。

　当然のことながら、治療者は誰に対しても辛辣な方法で話を遮らないように気をつけなければならない。事の詳細を述べるよりも気持ちや反応を話すよう、最初のうちにやさしくメンバーを励ますことによって、それがよいグループの話し合いなのだというメッセージを治療者は伝えることに

◆**患者がほかのメンバーに質問する**

　グループの中で質問するということは、安全距離でほかのメンバーと関わる方法になりうる。このようにしてほかのメンバーと関わるメンバーは、他者とのつながりを増したいと願っていることが多い。しかし、あまり頻繁に質問すると、質問される側を落ち着かなくさせたり困らせたりする。自分の目的は何なのかということに質問者の注意を向けさせ、相手との関係で望んでいるものを得るほかの方法を見つけられるよう治療者がサポートすることは重要である。

　時には、簡単な示唆でこと足りる。

治　療　者：オースティンの言ったことにあなたがどのように反応しているか、自分に尋ねて、それを言ってみてください。彼を質問攻めにするのではなく。彼に今言いたいことは何ですか。

　それが対人関係にどのような結果をもたらしているか考えるように勧める。

治　療　者：ロビー、あなたはデイヴィスにたくさん質問して、彼のことを知りたがっているようですね。でも、デイヴィスは困っているのではないでしょうか。

　質問の背後にどんな意味があるのかを考えてみるように治療者が励ますと、質問者は、自分が人とどのように関わり、どのような印象を与えているかを学んでいける。そして、質問を自分の意見として言い換えるようメンバーに教えることによって、治療者は気づきと直接的なコミュニケーションを促進していく。

◆**患者が敵意を抱く**

　治療前のスクリーニングで、常に活発な敵意を示したり、支配的である患者は除かれる。重度のパーソナリティ障害を持つ患者は、一般に、IPT-Gには適さない。しかし、あるセッションをきっかけとして敵意を表す患者や、微妙なやり方で敵意を表す患者までは、スクリーニングで除外できるものではない。

　意見の不一致によって大きな怒りが起こったとき、治療者はまずメンバーを落ち着かせる。そのために、必要であれば、直接はっきりとものを言う。それから、治療者は、メンバー全員で衝突について考えることができるようにする。まずは当事者の気持ちを明確にするところから始める。この方法は、対人関係の衝突がどう扱われるかを明らかにし、修正を始めるよい機会となる。治療者がこの責任を逃れて対人関係の緊張は扱わないというメッセージを与えてしまうと、非生産的になる。衝突が起こったときは、メンバーに考える機会を与えた後、その後の対応を決めるために次のセッションで必ず話題にすべきである。グループ内の敵意について話し合えば、実生活の人間関係で敵意がどのように表され扱われているかについて考えることにつながる。

　以下は、グループ内の敵意を扱ういくつかの方法である。

1.　怒りが切迫してきたら、それ以上にならないように抑える。

治　療　者：エリザベスとマイケル、二人とも整理しなければならない大切な問題がありますね。けれども、あまりにも怒って興奮していては、問題の整理もできません。二人とも席に着いて、しばらく静かに心を落ち着かせてください。それから全員で、何が起こったのか、それをもっと建設的な方法で扱うにはどうしたらよいかを考えてみましょう。どなたかいい考えがありますか。

2.　起こった問題を処理し、ほかのメンバーが積極的に関わるよう勧める。

治療者：さて、エリザベスとマイケルの間にちょっとした緊張がありましたね。これはどうやら、相手が自分をどう思っているかを憶測しているところに原因があるようです。ほかの皆さんは、このことについて話し合い、何を考えるべきかを二人に伝えていただけると助かります。二人には、皆さんのコメントを聞き、それから答えてほしいと思います。これは皆さんにとっても、自分の、あるいは人の怒りをどのように扱えばいいかを学ぶいい機会です。

3. 皮肉な言葉、表情、はっきりしないジョークなどで敵意が表される場合も、それを指摘して、その態度が対人関係にどんな結果をもたらすかを話し合うべきである。例えば、次の例である。

　マリーが話しているとき、ジャンは退屈そうにして隣に座っているメンバーに小声でジョークを言っていた。治療者がその態度を指摘すると、ジャンは別に何でもない、話の腰を折って悪かったと言った。しかし、セッションの中でまた同じことをジャンがしているのに治療者は気づいた。そこでジャンに、マリーが話している間、何を感じていたのか話すよう勧めた。ジャンはマリーを見ていると自分の消極的な妹を思い出すのだと言った。妹はいつも人に踏みつけにされてしまうのだった。マリーはジャンのしっかりとした答えを受けて、自分がしゃべっている間に邪魔をしたことを許した。このやりとりを通してジャンもマリーも、自分が他人にどんな印象を与えているかを知ることができた。ジャンはまた、自分の妹に対する気持ちと、マリーに対する気持ちを切り離して考えるよう促された。

　敵意を表すほかの方法としては、セッションを休む、遅刻する、黙ってしまうなどがある。これらの行動や、もっと難しい行動を扱う方法は、本章の中で後述する。

◆**患者がセッションを欠席したり遅刻したりする**

　一貫して出席することはグループ療法において重要な要素である。メンバーがセッションを休んだり遅刻したりすると、そのメンバーが遅れを取り戻すまでに貴重な時間が失われる。個々のメンバーにとっても、グループセッションを休むと、目標に取り組む勢いが弱くなる。出席の規準については、所定の回数以上休むとグループ参加を続けられなくなるということも含めて、グループ開始前の面接でよく話し合って同意を得ておくべきである。ビデオがあれば、セッションを休んだメンバーは早めに来て前回のセッションのビデオを見るように求めてもよい。グループの要約（8章参照）も欠席者に対して有効である。セッションへの遅刻は、きちんと話し合わなければならず、大目に見るべきではない。このような行動はグループに非生産的な規準を作り出してしまうからである。生産的な規準を作りやすくするためには、すべてのセッションに出席することの重要性を治療者が強調すべきである。さらに、遅れたり欠席したりする場合は事前に電話することも求めておくべきである。

治　療　者：それぞれの対人関係の目標に向けての取り組みを尊重できるように、皆さんがすべてのセッションに出席すること、時間通りに来ることを期待しています。遅れるときは、電話してください。

　グループが始まってから、子どもの世話や仕事の都合などで出席が難しくなるメンバーが出てくるかもしれない。そうしたメンバーは、グループへの参加を続けられるような解決策を探すように励ますべきである。
　そのほかの例として、それまできちんと出席していた患者がセッションを休んだり遅れたりし始めることがある。そのような場合、その行動はグループ療法と関連した意味がある可能性が高い。例えば、自分が必要としているサポートがグループでは得られないと感じる患者が、遅刻することで間接的にその不満を表すこともある。治療者は次のようにこの問題に取

り組む。

治療者：テリー、今日セッションに遅れてきたことをどう考えていますか。

あるいは、次のようでもよい。

治療者：遅刻したことがグループにどんな影響を与えていると思いますか。

遅刻や欠席が何を意味するかという話し合いは、それを対人関係という観点で考えられるよう治療者が配慮しながら、続けるべきである。グループにおける行動と、グループでの目標、実生活の人間関係における問題、これらの間のつながりを明らかにすることが、IPT-Gの基本である。

役割の変化が問題領域であるメンバーが遅刻するようになった。彼は、自分はどうせあまりしゃべらないのだから、遅刻してもたいして問題はないと言った。この行動を探っていくうちに、今まで新しい友達を作ろうとしても、退屈な人間だと思われたに違いないことが多かったのだ、と彼は言った。傷つきたくないので、彼は、自分も相手のことを気にしていないというふうに行動するようになり、とても孤独な気持ちに陥っていた。最初に決めた彼の目標の1つは社会にもっととけ込むことだったが、自分の考え方がいかに目標の妨げとなっていたかに気づいた。ほかのメンバーは彼の「なじまない」という感情に対し、自分の経験を述べて応えた。彼は前よりもグループに支えられていると感じ、目標に向けて取り組もうという気持ちになって、その日のセッションを終えた。

ここにあげたようなメンバーは、自分の気持ちをもっと直接的に表現する方法を選び、人間関係で自分が必要としているものをもっと効果的に得られる行動を取れるように励ましていくとよい。

何人かのメンバーが遅刻してくる場合は、グループにおける不満や緊張

が原因となっていることが多い。治療者はその問題をグループでとりあげ、十分に話し合う必要がある。

治療者：これまでの2回のセッションと今日もまた、何人かのメンバーが遅れてきました。このグループでは今まで見られなかったことです。このことについて話し合う必要があります。どなたか、意見がありますか。

◆患者が自殺をしたがる

　急性で活発な自殺の危険性がある患者は、グループ参加の際のスクリーニングで除き、ほかの治療法を行う。しかし、グループが始まってから、メンバーが自殺について考えていると言ったり、自殺をしたいと言ったりすることがあり、そのような場合は真剣に扱わなければならない。どの程度深刻かということにもよるが、ほかのメンバーはこの種の告白をとても怖いと感じ、治療者がその状況を安全に乗り越える用意があるかどうかを知りたがる。

　多くの場合、気持ちについて生産的な話し合いをグループでするよう励ますことによって、自殺したいという気持ちは安全に解決する。このような解決が可能なのは、自殺願望がどちらかというと消極的なものであって、自殺のリスクファクター（危険因子）がそれほど深刻でないと判断される場合である。もちろん、この判断を下すのは常に治療者である。この問題をIPT-Gで扱う方法は、自殺したいという気持ちの背後にあるものを、特に対人関係との関連で考えられるようメンバーをサポートすることである。自殺によって何の問題を解決しようとしているのかを考えてみるようメンバーを促し、必要としているものを得るためのほかの方法を探すよう勧めることもできる。同時に、ほかのメンバーでこれまでに自殺を考えたことのある人が、自分の経験を話すことによって、支持的な雰囲気がかもし出される。そのような雰囲気は、セッションの中でこの問題を明確化し、扱い、解決するために必要である。

もっと深刻で危機的な場合、患者が現在グループにおいて生産的な作業を何もできないということが治療者の目には明らかとなる。そのような状況になったら、セッション終了後に個人的に話そうということをセッション中に治療者が患者に伝えるとよい。そうすると、患者が必要なケアを受けられるということがほかのメンバーに伝わる。後で患者がグループに戻ることができれば、その一件を前述のような方法で話し合うことが重要である。
　安全についてメンバーの同意を得ておくことは必須である。これは、「それほど深刻でない」ケースにおいても同じである。自殺について考えたり、自殺したいと思ったりすることが少しでも増えてきたら、メンバーは治療者に知らせなければならない。セッションとセッションの間に電話をかけてもよいし、セッションの後に治療者に希死念慮の強さを評価してもらうよう頼んでもよい。自殺についての考えや自殺したいという気持ちを探っているうちに、さらなる診断を受けたり、グループと同時に個人治療を受けたり、入院したりする必要があると思われるときには、必要なことをグループ治療者が手配すべきである。
　本章で述べたもののほかにも、メンバーの問題行動がIPT-Gの中で起こることがある。そのような場合、IPTの枠組みの中でとるべき最善の行動は、問題行動がどういう意味を持つのかということを対人関係の観点から考え、その人の問題領域に関連づけることである。

第8章
IPT-Gの対人関係への焦点づけを強める技法

　すべての期間限定精神療法では、焦点を常に目標領域に維持しようとする治療者の積極的な姿勢が重視されている。この一般原則に加えて、焦点維持のための数多くの特殊技法が開発されている。本章では、中でもよく使われるものを述べる。

対人関係質問項目の情報を紹介する

　グループのはじめの頃のセッションで、メンバーは、グループ開始前の面接や対人関係質問項目で提起された問題がどんなものか話し合うことを勧められる。さらに、自己開示を進め、グループメンバー間のつながりを作りやすくする(これは、凝集性を高めるために欠かせない)ため、患者が自ら言い出さない場合であってもグループ前に得られた情報を治療者が口にすることが大変役立つ場合があるだろう。IPT-Gは期間限定治療であるため、はじめの数回のセッションでグループメンバーが重要な治療規準を作り出すよう治療者は積極的にサポートすべきである（あまり構造化されていない長期グループでは、ふつう、この重要な要素が自然に起こってくるのを治療者は待つ)。一方で、グループ前に得られた情報を持ち出

すと、守秘義務の問題が生じる。そこで、その可能性について、評価の際やグループ前の面接で話し合っておくことが必要である。確認しておくべきことは、患者がグループを居心地よく感じるようになったら評価のときの所見について徹底的に話し合ってほしいということ、そして、グループで起こっていることに関連があるときには、評価の際に得られた情報について治療者が話すのを許可してほしいということである。このようにして、評価のときに得られる情報は「公にされる資料」だという事実が、関係者すべてに明らかにされる。

　もちろん、そのような情報を開示する際には、専門的なスキルが必要である。明らかに、幼少期のトラウマや性的嗜好についての問題は例外となる。これらの情報については、治療者は患者と話し合い、(もし、オープンにするのなら) いつ公表するのが効果的か、よく計画を練る必要がある。治療者はこんなふうに言うとよい。「サラがパートナーとの問題を話すのを聞いていて、ジルがグループ前の面接でよく似た経験を話してくれたことを思い出しました。今、サラが話しているとき、ジルはどんな気持ちでしたか」。この情報は、グループプロセスのテーマに結びつけられることも多い。それによって、患者は似たような経験や問題を持つほかのメンバーとの関わりを深めていく。個人の評価面接のときに、その後起こる可能性のあることを明確にしておくことが重要である。

グループの要約

　グループ療法の焦点を保つためにグループの要約を利用することには、長い歴史がある (ヤーロム 1995)。要約によって得られるものは、対人関係という重要な焦点を保つことだけではない。グループがどのように活用されており、各メンバーがどのようにグループの出来事に関わっているのかをメンバーが考えられるようになる。さらに、要約は、グループのプロセスを理解するための実地教育となる。精神療法のプロセスを明らかにする

というこの考え方は、期間限定の治療法には共通するものである。そうすることによって、理論的には、最大限の治療効果を得られるようにグループ環境を活用する能力がメンバーの身につくはずである。

　要約は標準的な形式にのっとればうまく作れる。治療者の中には、特に重要な出来事を強調しつつ、セッションで起こった出来事を時系列で書く人もいる。また、セッションでの主なテーマの要約をすることを好み、個々のエピソードにはあまり注目しない治療者もいる。たいていの治療者はこの2つの方法を組み合わせ、明確化や解説のための注釈を加えたりする。あまり一般化しすぎると個人に与える影響が失われるし、逆にあまり細かく書きすぎると大きな意味がわからなくなる。注釈をつけるときに、主として何が起こったかを述べるにとどめ、意味づけの考察はメンバーに任せる治療者もいる。また、強い解釈をこめてプロセスの意味を強調する治療者もいる。

　決めるべきことで最も重要なものは、セッションにおける各メンバーの役割について明確に記述するかどうかである。ある要約の例では、セッションでの主なテーマとなるエピソードを述べ、そこにメンバーがどのように関わったかを記す。それぞれの問題について、メンバー1人1人に関するコメントを述べる必要があるわけだが、グループの現象を、その現象における個々のメンバーの役割に関連づけるという点では、この方法は最も統合的なものである。この方法では、解釈という治療者の機能が強調され、そのためにかなり複雑になりうるという特徴もある。また、要約を患者の親や配偶者などが見たときに、守秘義務に抵触する恐れがある。いずれにしても人名は、ファーストネームかイニシャルだけにしておくのが賢明であろう。

　要約は治療に役立てることができるが、臨床的な知恵をもって使うことが必要だ。第1に、要約にはメンバーの気分を害する情報や考え方が含まれることがある。2、3人のメンバーが関わる出来事について書く場合、書かれた内容について意見を言う機会を与える習慣をつけることが賢明である。それによって出来事への理解を深められることが多いからである。第2に、患者は話題やプロセスへの不安から、あるいは部分的に解離状態

になってしまって、グループでの重要な出来事を完全に見逃してしまうことがある。そういう場合、要約を読むことによって重要な情報や見逃した問題を知ることができる。第3に、大きなグループでは短時間に多くのことが起こるので、要約によって出来事を深く考察することができる。最後に、要約は記された出来事についてポジティブな意味づけをすることによって、解釈的な役割を果たす。その中で、グループでの怒りや緊張といった難しい問題により焦点を置き、その問題を次回のセッションでさらに話し合う必要があるということを提案する機会を治療者に与える。

　むちゃ食い障害についてのNIMHの比較治療研究（ウィルフリィ　1999）では、各メンバーのグループにおける作業が対人関係に強く焦点づけされるよう維持する手段としてグループセッションの要約が使われている。詳細を書いた要約によって治療効果が増すということを証明するNIMHの研究データはないが、臨床的な印象と患者のコメントからは、要約がとても貴重なものだということがうかがえる。実際には、学術研究以外の場で長い要約を作っている時間はあまりないだろう。しかし、全体的なグループのテーマや出来事に焦点を当てた1〜2ページの要約なら現実的だろうし、標準的なセッション後の振り返りの時間に作ることができる。以下のグループ要約の例（第3セッション。ロブとジェニーが共同治療者）は、NIMHのむちゃ食い障害の比較治療研究から抜粋したものである。本書のほかの症例同様に、患者のプライバシーについては十分に配慮されている。

◆グループセッションの要約例

　今回は、明確なコミュニケーションをすること、直接的なフィードバックをすること、そして、ほかの人の問題と自分とを関連づけることの重要性が強調された、非常に貴重なセッションだった。メンバーはノートに明らかな影響を受けたと言い、ロブとジェニーもノートから非常に役立つ情報をもらった。このセッションの中で出てきた重要なテーマであるが、メンバーは、重要な他者から愛され尊敬されたいという強い願望と、重要な

他者との関係における難しい気持ちを扱う上での困難をめぐるジレンマについて話した。さらに、セッションの間中、ほかのメンバーが持ち込んだ問題が自分の生活にどれほど影響を与えたかということを話してくれた人がいたのも役に立った。要するに、重要な作業が全員によって行われたということだ。

セッションは8名のメンバーの出席で始まった。ロバートが電話をしてきて、大きな配置転換があったために残業をしなければならずセッションに来られないと言ったことをロブが伝えた。それからロブはメンバーに、生きている人でも亡くなった人でも、自分の人生で重要な人や人間関係について話すよう促した。

ジーンが口火を切って、今週、父親の入院を助けたと言った。第1セッションで語られたように、ジーンの父親は精神病を何年も患っており、その病状と闘っていた。ジーンは安定のなさに耐えなければならなかっただけでなく、父親の病気を恥ずかしく思う気持ちも処理しなければならなかった。この事情を考えれば、ジーンが父親に対する非常に複雑な感情と折り合いをつけ始めていることはとても重要なことだった。ジーンは、自分の気持ちを押しつぶすのではなく夫に話すことを自分に許した。すると、父親の精神病にまつわる苦しい思い出や状況をめぐっていつも起こってくる激情や恥ずかしさに耐えることができた。こうしていつもとは違う戦略を用いた結果、過食をしなくてすんだとジーンはグループで話した。

ジーン、これはあなたにとってとても重要な作業でしたね。さらにあなたは前回のセッションで、夫に対して彼の支配的な態度について話したと言いました（これはジーンの目標の1つです）。夫の態度がその後どうなっているかということ、また、あなたが夫に対して自分の気持ちをオープンにし続けられているかどうかということ、これらを見守っていくことは大切ですね。

このすばらしい作業はグループのほかのメンバーの心の琴線に触れた。ジーンが話している間、ローズは自分もアルコール依存症の母親に対して非常に複雑な感情を抱いているとジーンに打ち明けた。ローズが自分の気持ちや反応についてジーンに話し終えたとき、ロブは、ヘレンも自分との

関連を見出せるだろうか、と尋ねた。ヘレンの目標の1つは、自分の母親との間の葛藤に取り組むことだった。

　それを聞いて、ヘレンは現在同居中の母親に対して複雑な感情を抱いているということをグループに話した。ヘレンにとって母親は今までずっと一番近く感じてきた人であると同時に、一番葛藤を抱いており、一番「嫌いな」人であると言った。ヘレンは、母親の批判的な意見と一貫性のなさから、どうすれば自分が幸せになるのかわからなくなってしまったと言った。その結果、ヘレンは、母親を幸せにし、母親の気分に応えるように努力をしてきた。彼女はグループで、母親がどれほど混乱したメッセージを送ってくるか、例をあげて説明した。母親はヘレンが幸せで健康であってほしいと願っているようだが、彼女の体重やグループ参加について意見を差し挟むのだった。

　過食に苦しむ人が、一貫性がなく、批判的なメッセージを受け取っていたという背景を持っているのは珍しいことではない。子どもがこのような環境の中で生きていくためには、一生懸命努力し、よい子になって、自分の気持ちを飲み込んでいくことで事態をよくするしかない。不幸なことだが、この中で起こる混乱も、何らかの手段でコントロールされる必要がある。多くの人にとって、食べることが、一貫性のなさとストレスをコントロールする手段となる。その結果、人々を喜ばせ、自分の感情を内に秘める傾向は大人になっても続き、人生のあらゆる分野で問題が起こるようになる。ヘレンやグループのほかのメンバーの場合も、このような状況が過食につながることが多かった。

　ヘレンがこういった問題について話し始めているのはとてもすばらしいことである。彼女自ら前回のセッションで言ったように、グループに参加し、そこで話すのは、彼女にとって最も難しい経験の1つだった。この点から見ても、今回のセッションでの彼女の取り組みは感動的だった。前回のセッションからの彼女の反応を説明すれば、おそらく、ヘレンは自分が強い気持ちを持つこと（彼女にとってはとても異質なことである）を許しつつあるということなのだろう。その結果、前回のセッションからは圧倒的な変化を遂げたのだろう。ヘレン、あなたがこういう問題を話し続ける

のは大切なことです。また、（グループの助けを借りて）自分を悩ませていることについてお母さんと話をする方法を考えるのも大切なことです。お母さんは、自分の話すことがどれほどあなたを悩ませているのかわかっていないのでしょう。お母さんと話すということを考えると不安になるでしょうから、グループで話すことが重要でしょう。

　この時点でロブはナンシーに、ヘレンの話に対して彼女がどんな反応をしたかを話すよう勧めた。ナンシーは、自分はヘレンと強い関連があると言った。ヘレンの母親同様に、ナンシーの父親もナンシーが変化を起こそうとすると「それが役に立つとわかっているのか」といった調子で批判的なことを言うのが常だった。ナンシーは、今週は母親も同じ方法で自分のストレスを増やしてくれたと言った。1日の仕事を終えてナンシーが夕食をとっていると、父親が家の改築についてその日に起こった問題を逐一数え上げるのだった。ナンシーはその間、自分が「どんどんたくさん、どんどん早く」食べていることに気づいた。その瞬間、ナンシーは、家の改築という仕事があることと、父親が事細かに話してくることによるストレスが、過食につながっていることに気づいた。このことがわかってから数日は過食が減ったとナンシーは言った。

　ナンシー、ストレスが増えると過食につながるということによく気づきましたね。「ストレス食い」になっているときに気づくことが、過食からの回復にとっては非常に重要な部分です。そのような危ない瞬間に気づけば、食べ物に頼るのではなくほかの方法でストレスを何とかすることも考えられるようになるでしょう。過食に起こった変化は期待したほど長く続かなかったでしょうが、それでも変化は変化なのです。あなたが気づいたつながりは重要なものでした。引き続き、家でも職場でもこのような状況に気づくように努めてください。それができればできるほど、過食に起こる変化も長く続くようになることに気づくでしょう。ヘレンと同様に、そのような状況をコントロールするほかの方法を考えて試してみるために、グループを利用してください。こういったことが、自分をもっと大切にするための積極的な取り組みになるのです。

　ナンシーが話し終わったとき、スーザンは自分もジーンとの関連を見つ

けたと言った。特に、スーザンは、娘の精神病との苦闘をジーンが理解してくれそうだという点で、ジーンとのつながりを感じたのだと言った。スーザンは続けて、娘が（少しずつ）家に戻ってくるにしたがって、娘に操作されているように感じる苦労を話した。娘の病気については間違いなく同情しているが、娘への不満と、娘に対して明確な限界を決めることができずに娘の操作を許している自分への失望を表現した。娘はスーザンが協力して見つけたアパートにも文句を言ってくるのだ、とスーザンは言った。

　スーザンの話を聞いて、ロブはグループがどのように彼女を助けられるかを尋ねた。スーザンは娘の状況について話す機会を持てることがとても重要なのだと答えた。また、職場の同僚に娘の病気を秘密にしておくためにどれほど苦労しているかを話した。精神病患者の家族会のほかに、スーザンが娘のことをオープンにしゃべれる場所はほとんどないのだ。スーザンがグループでこの悩みを話せるというのはとても重要なことであるが、この困難な状況をほかの人に知らせること（彼女の目標の1つである）も考え始めたほうがいいだろう。娘のことを秘密にしておくと、自分1人で闘わなければならない。娘が汚名を着せられるのではないかというスーザンの心配は至極もっともなものだが、同時に、話すことで得られるたくさんのケアとサポートが待っているのである。このことについて話し合うのは重要だろう。

　グループの初めのほうで、ポーラは、自分の要求を他人に知ってもらうことがどれほど大切かを語った。ポーラは今週、フロリダから客を迎えたが、その訪問をとても楽しんだ。ポーラが自分の要求を他人に話していくことを続けられれば、相手が重荷に感じられなくなってくるだろう。ポーラ、これはとても重要な作業でしたね。さらに、ロブとジェニーは、あなたがどのような印象を与えるかについて、メモの中に書いていました。特に、あなたが自信を身につけているので、あなたが「自分は貧弱だ」と感じているようにはどうしても見えないだろう、と書いていました。あなたがそれをどう思ったか、あなたにとってそれは真実だと思えるかをぜひ聞かせてください。

　グループの後のほうで、スーザンが娘のことについて話したとき、ポー

ラは、スーザンのことについて質問をして、娘が家に戻ってくるのが本当にスーザンにとっていいことなのだろうか、と言った。スーザンに対してポーラが表現した心配は、思いやりのあるものだったが、かなり感情的でもあった。ロブがポーラに尋ねたところ、ポーラは自分の息子が彼女と一緒に住むことを選ばなかったことへの失望から、強い感情的反応を起こしていることがわかった。実際に、ポーラはスーザンと、子どものために最善のことをしたいと願う気持ち、そしてそれが引き起こした問題、という点で関連を見出しているのは明らかだった。ポーラは息子のためにすべてを完璧にしようとした自分の努力をつらそうに語った。例えば、ポーラは休暇の1分1秒までも完璧な計画を立てようと努力し、それが多大なストレスと失望を生み出した（その結果、数回の過食エピソードも起こしている）。ポーラは息子から尊敬されたい、息子に操作されたくない、という切実な願いを伝えた。

　ポーラが話すのを聞いて、スーザンは、ポーラも自分と同じように自分自身の要求を無視してまで息子の要求ばかりを気にしているのではないかと尋ねた。ロブがポーラに言ったように、ポーラの目標の1つは息子に対して自分の気持ちを表現し、その結果がどうなるかを見てみることだった。実際に、どのようにすればポーラが息子との関係の中で自分の要求を満たせると感じられるかをポーラと話すことは重要だろう。

　ポーラとスーザンのやりとりは意義深いものだった。はじめポーラが質問したり、娘が戻ってきて一緒に住むのはよいことだろうかと言ったりしたことは、スーザンを悩ませたようだった。しかし、ロブが指摘したように、ポーラが心配を表現したのは、自分の息子についての悩みとの関連が大きかった。スーザンはこのことを理解し、それが問題を明確化したようだった。多くの点で、これはロブが前回のセッションで強調しようとしたことだった。ポーラの質問は、スーザンについての心配を表現する手段であるだけでなく、自分の息子に対する気持ちに取り組む手段でもあった。幸い、ポーラは悲しいという気持ちと息子に対する欲求不満に気づくことができた。ポーラの話の焦点を息子との問題に移すことができたため、スーザンはポーラの質問を、単なる自分の子育てに対する批判と受け止めずにすん

だ。

　この種の相互作用は常に起こるもので、不幸にしてそれが誤解や対立へとつながることもある。このことからも、グループでほかのメンバーの話を聞いているときに感じる気持ちを理解しようとすることは重要な作業である。自分の気持ちを話すと、ほかの人との関連を見いだしやすくなるし、相互理解を深めることができる。

　グループの間中、タミーはほかの人々との関連を非常に感じているように見えた。スーザンとポーラがそれぞれ子どもへの心配や愛について話しているとき、タミーはとても強い感情を抱き始めた。ジェニーが尋ねると、タミーは、ポーラとスーザンの心配を聞いていて、自分がどれほど悲しく思っているかに気づいたと言った。ロブがさらに聞いていくと、タミーはポーラとスーザンが表現した愛情に感動したのだと言った。いろいろな意味で、タミーの父親も同じように彼女を愛してくれていたことがわかっていればよかったのにと言った。タミーはさらに続けて、この反応が起こった結果として、父親との関係で検討しなければならない複雑な気持ちがまだたくさんあることに気づいた、と言った。これはとても大切なことだが、ここでのポイントは、タミーが悲しい気持ちを押しやってしまうことなく受け止めることができたということである。タミーが自分の気持ちに圧倒されることなくその気持ちを表現できることがはっきりした、という点で、重要な作業であった。タミーは、まるで「（感情の）栓が外れたみたい」に感じて驚き、喜んだ。タミー、これを続けていくことが大切ですね。

　セッションの終わりには、ロブとジェニーはくつろいでいるように見えるメンバーと話をした。今週メンバーは、人生における重要な人々について思いを巡らせ、人間関係という点で自分を大切にするために、とても一生懸命がんばった。ロブとジェニーが言ったように、グループのメンバーが自分には関係がないと思っていることについて聞くのも同じように重要である。

　ノートによるメンバーのフィードバックはとても役に立つ。ノートの書き方に悩まされたというメンバーが何人かいたことを特別に取り上げておきたい。確かに、ノートが対決や処罰の手段になる心配があるように思え

るだろう。しかし、そんなことはないということを強調したい。明らかに、前回のセッションのノート（特にローズへのフィードバック）は、違う書き方をすべきであったし、グループの流れを踏まえて書かれるべきだった。これはまれな例外であって、今後起こらないことを希望する。このことを心にとめて、悩みを引き起こすようなことが書かれていたら（サマンサがしたように）私たちに教えることは、これからも重要である。ノートは決して卑劣な気持ちで用いられるべきではない。ノートは今もこれからも、過食から回復できるように目標への取り組みを励ましサポートするための場である。

　よい1週間を。職場の配置転換がロバートにとってスムーズに進むことを願っています。また来週お会いするのを楽しみにしています。

　各セッションについての深い考察を強めるのは、案外簡単な方法でできる。例えば、第4章で述べたように、各セッションの終わりに総括の話し合いをするとよいだろう。この話し合いは、メンバー、治療者双方がセッションをどのように受け止めたかを報告する機会となる。また、セッションそのものの間には言葉にされなかった、問題になりそうな反応を拾い上げるという付加価値もある。同様に、セッションのはじめの顔合わせの時間にも、前回と今回のセッションの間にさらに起こった反応に焦点を当てることもできる。治療者はこの話し合いの中で取り上げる中心的な問題やテーマをざっと考えておくこともある。こういった技法すべては、一貫して対人関係への強い焦点づけを維持する働きをするのである。

自助マニュアル

　IPT-Gグループにおいて対人関係の焦点を強めるために、グループ療法と共に自助マニュアルを使用するという技法もある。この場合、すべてのメンバーがマニュアルを手渡され、治療期間を通してそれを読むよう指

示される。近年では、どのような治療法がふさわしいかということだけでなく、その治療がどのような性質のものかということについても知らせることが重要だという認識が高まってきている。IPT-Gの場合には、いくつか強調すべきポイントがある。中でも一番重要なのは、治療対象となっている障害（例えば、うつ病、神経性大食症、むちゃ食い障害）の症状すべてを示すことである。これは、DMS-IV-TRの正式な診断基準のプリントを手渡すことで示してもよい。

　また、治療の方法について話し合うことも有用な技法である。どのような戦略がとられるか、治療者との協力の下にどうすれば最大のメリットを得ることができるか、ということも話し合う。IPTに関しては、これらの目標は『うつを克服する：患者のための対人関係療法ガイド（Mastering Depression : A Patient's Guide to Interpersonal Psychotherapy（ワイスマン 1995a))』という自助マニュアルに記されている。この薄い本の第1章には、うつ病の症状の概要がわかりやすい言葉で書かれている。また、うつ病についてよく尋ねられる質問もあげてある。自傷行為の可能性もここに含まれている。第2章では、精神療法がどのように作用するのかということや、よく心配されること、例えば、治療者の役割や、何を話せばよいか、ということについても取り上げられている。この本の残りの部分には、治療の進め方が順序立てて少々詳しく書かれている。評価の対象とすべき領域、治療契約の性質についても、述べている。その後に4つの問題領域のすべてが、その探り方とともに、記されている。姉妹本である『うつ病の対人関係療法　患者のための評価用ワークブック　Patient Assessment Forms Workbook for Interpersonal Psychotherapy for Depression（ワイスマン 1995b)』にはIPTに関連した質問票が掲載されている。

　IPT-Gで自助マニュアルを使用することの効果は検証されていないが、自助マニュアルを補助的に使うことは、IPT-Gにおいて対人関係の焦点を維持するために、理にかなった戦略であると思われる。

付録A
治療開始前の準備：グループ療法について

　この資料は、これからグループ療法を始めようとしている方たち、そしてグループ療法を受けてみようかと考えている方たちのために書かれています。グループ療法を始めるにあたって、グループ療法がどのように皆さんの役に立つのか、グループ療法の効果を最大限に得るにはどうしたらよいのか、ということについて一般的な知識を持っておくとプラスになります。グループ療法は個人療法と異なり、治療者との間だけでなく、メンバーの方たちの間で起こるさまざまなことが治療効果につながるのです。ですから、グループを始める前に、すべてのメンバーが一般的な知識を持っておくことが大切なのです。どうぞこの資料を注意深く読んで、どんな質問でもグループの治療者に自由に尋ねてください。また、この資料に書かれていることについては、グループの最初の数セッションで話し合うのもよいことです。

◈グループは本当に役に立つか

　グループ療法はここ40〜50年広く使われており、標準的な治療プログラムの一部となっています。時には、グループ療法が治療の中心になったり、グループ療法だけが治療に使われたりすることもあります。特に外来治療の場合にはそうです。また、個人療法や薬物療法なども含めた治療の

一環としてグループ療法が行われることもあります。グループ療法には効果があることが研究データからわかっています。個人療法とグループ療法の比較研究からは、どちらにも同じくらいの効果があることが示されています。個人療法とグループ療法の違いは、もちろん、グループの場合にはグループを構成しなければならないこと、また、効果を最大限に上げるためにはメンバー同士がお互いに知り合う必要があるということです。ほとんどの人が、学校、教会、地域活動など、何らかのグループに所属しているものです。これらのグループと同じような性格を治療のグループも持っています。どこが違うかと言うと、治療のグループでは、グループの焦点が治療目標にとどまっており、すべてのメンバーがそこに参加していることを確認する責任がグループのリーダーにあるという点です。

■グループ療法はどのようにはたらくか

　グループ療法は、私たちが人生で経験する困難の多くは、ほかの人々とつきあっていくことの困難として理解することができるという考えに基づいています。子どもの頃、私たちはほかの人とどうやって親しくなるか、またほかの人との問題をどう解決するかを学びました。子どもの頃に身につけたパターンは、大人になってからの関係に反映されることも多いものです。でも、時には、こうした方法が、よかれと思ってした場合であっても、あまり効果がないこともあります。不安、不幸、自己嫌悪、人生への全般的な不満といった症状が、重要な人間関係がうまくいっていない結果であることはとても多いのです。グループはこういった「対人関係」のパターンについてよりよく学ぶ機会を提供します。

　グループにはいろいろな種類があります。摂食障害など病気についての情報をメンバーに提供するためのグループもあります。また、セルフアサーティブネス（自己主張）のような特定のスキルに焦点を当てたグループもあります。認知行動療法のグループのように、構造化されていて、マニュアルを使うものもあります。あるいは、自分自身や重要な人間関係の性質を理解することを中心にしたグループもあります。あなたがどのような

グループに参加していても、この資料を読めば、グループがどのように働くか、そしてグループで最大の効果を得るためにはどうしたらよいかをわかっていただけると思います。

◆ **グループ療法についてよく誤解されること**

1. 確かにグループ療法は複数の方を同時に扱う効率のよい治療法ですが、個人療法と比べて治療効果が劣る二流の治療法というわけではありません。すでに述べたように、研究データからは、個人療法と同等の効果があることがわかっています。

2. グループでは、自分の人生について詳しく告白させられるのではないかと心配している人もいるようです。でも、そんな心配はいりません。何かについて詳しく話すよりも、自分にはどんな対人関係パターンがあるのか、それは自分にとってどんな意味があるのか、というようなことを話すことが多いのです。メンバーがお互いに親しくなり、信頼関係ができてくると、自分の人生についてどの程度話すのが最も落ち着くかがわかるようになってきます。ですから、グループ療法から効果を得るためには、あなたの住所や仕事についての詳細、名字でさえも必要ないのです。

3. 困難を抱えた人たちが同室にいると、それぞれの症状がさらに悪化するのではないか、と心配する方もいます。「目の不自由な人の手を目の不自由な人が引くのと同じではないか」という考え方は理解できます。でも、実際には、自分の問題について話すというプロセスがとても役に立つものだということに皆さんは気づきます。ほかの人も同じような問題を抱えているということを知ると、安心するものです。また、グループ療法に参加した患者さんの多くが、自分にも他人の役に立てることがあると知って驚いています。

4. メディアでグループ療法が取り上げられているのを見て、参加者が自

分をコントロールできなくなったり、気分を害してしまってきちんとグループに参加できなくなったり、腹を立てて破壊的な行動を取ったりすることが多いのではないか、と思われているかもしれません。でも、実際にそのようになることは滅多にありません。どんな場合でも、治療者はグループの様子を責任をもって見守り、緊張が高まりすぎたときには静めるように訓練を受けています。

5. 自分がグループに参加したらどうなるだろうと想像したときに、ほかのメンバーからのけ者にされたり、厳しく批判されたり、自分を見失ってしまい望まない方向に流されたりするのではないかと心配する人もいます。このような恐れを抱くことはとてもよく理解できます。実際に、何か新しいグループに参加するときにはどんな人でも多かれ少なかれ同じようなことを感じるものなのです。そのような恐れについては、グループの初めのうちに話しておくと、認められ、理解され、気にしなくてすむようになるでしょう。

◆どうすればグループの効果を最も高められるか

1. グループへの参加度を増していくと、それだけ多くのものを得られるようになります。特に、どのようなことに対してあなたが気分を害したり煩わしく思ったりするのかをはっきりさせるようにしましょう。発言するときには、できるだけオープンに正直に話すようにしましょう。グループの時間は貴重なものです。深刻な問題に取り組む時間であって、単なる時間つぶしではありません。ほかの人の話にしっかりと耳を傾け、よく考え、どういう意味なのかを考えるようにしましょう。話をした人に対して、あなたがどう受け取ったか、あなたにはどのような影響があったかを伝えると、相手にとっては助けとなります。グループで話される話題の多くは、誰でも身に覚えのあるような一般的なことがらです。同時に、グループ内でほかの人があなたについて話すことにもしっかり耳を傾けてください。そうやって他人から学ぶ

というプロセスが、グループの効果を上げるためには重要です。グループがどれほど自分の役に立つかを評価するのには、時間がかかるものです。ですから、いくつかのセッションに参加してみるまでは、自分にとってグループは価値があるかどうかを判断しないことが大切です。

2. グループを、人間関係の「生きた実験室」と考えてみることもできます。新しい方法で人と話してみる場、リスクを冒してみる場だということです。あなたはグループの責任ある1人であり、グループを皆にとって効果のある場にしていくことができます。こうやって考えると、グループがどのように役に立つのかがよくわかります。例えば、自分のことについて今までとは違った方法で話すというリスクを冒してみます。その話し方で大丈夫だという反応をほかのメンバーから受けます。そして、その経験が何を意味するのかを考えてみるのです。

3. 自分の内面の反応を言葉で表現するよう、できるだけ努力してください。グループはすべてをお行儀よく行う「お茶会」ではありません。起こっていることの意味を探り、それが心の中に起こした反応について探るための場です。

4. 人の話し方はその内容と同じくらい重要だということを心に留めておいてください。ほかの人の話を聞くときや、自分が話したことについて考えるときに、言葉の背後に別のメッセージがないかを考えるようにしましょう。時には、言葉の意味することと声の調子や顔の表情が一致しないようなことがあります。

5. グループはそこでの経験から学ぶ場ですから、グループの中で、メンバー同士やリーダーとの間で何が起こっているかに焦点を当てることが重要です。こうしたグループの人間関係について理解すると、実生活における人間関係を新たな視点で見ることができるようになること

表A-1 グループの人間関係

	私が自分について知っていること	私が自分について知らないこと	
ほかの人が私について知っていること	みんなが知っていること	フィードバックを受ける	盲点
ほかの人が私について知らないこと	自己開示、秘密の自分	自己洞察	知られざる自分

が多いものです。多くの人が、自分自身について知っていることと知らないことという観点から、また、ほかの人が知っていることと知らないことという観点から、自分のことを考えてみるのが役に立つと言っています。

　表A-1はそのようなグループの人間関係を簡単に記したものです。グループの課題の1つは「皆の知っていること」と書かれた領域を増やすことです。そのためには、主に3つの方法があります。

(1) 自分自身についてふだん隠していることや、他人についてのあなたの考えを話す（自己開示）。
(2) 自分の盲点かもしれないことについてほかの人が話していることに耳を傾ける（フィードバックを受ける）。
(3) 自分自身についての理解を深めようと純粋に努力する（自己洞察）。

◆注意していただきたいこと

1. グループに参加することに対して不安を感じるのは正常なことです。ほとんどすべての人がある程度は不安を感じるものです。その不安を乗り越えるためには、早い時点でグループの中で話してみるのもよい方法です。（これは、話すということがいかに役立つかを知るためのよい例となります。話すことによって曖昧なことがはっきりとし、それに関連する不安が減ります。）

2. メンバー同士が話し合うように励まし、グループの焦点が重要な課題からはずれないように支えるのが治療者の役割です。治療者は、ある問題について用意された答えを出すためにいるのではありません。グループの経験を通して、「正解」を与えてもらうのではなく、ほかの人と話すというプロセスから役立つものを得られるようになります。

3. グループの中でも実生活でも、あなたと他人との間で起こっていることとあなたの反応や気持ちの関係を言葉で表現するように一生懸命努力してください。感情的になってもかまいません。このように、反応や症状を対人関係という観点から理解しようとするプロセスは大切なことなのです。

4. グループメンバーの多くが、興奮をもって初めの数セッションを迎えた後で、途方に暮れてしまったりがっかりしたりするものです。何とかこの段階を乗り越えてください。常にと言ってよいくらいにこの時期が来るのはなぜかと言うと、メンバーにとってグループが全面的に役立つようになるまでには時間がかかるからなのです。いったんこの段階を抜ければ、グループはもっと役に立つ状態になっているのです。

5. 折に触れて、グループの中で、失望や欲求不満、場合によっては怒りといったネガティブな気持ちを感じることもあるでしょう。そのような気持ちについては、建設的な方法で話し合うことが大切です。多くの人にとって、そのような気持ちをコントロールするのは難しいものです。そして、そのような気持ちをよく考えてみるのもグループでの重要な課題です。時にはネガティブな気持ちが治療者に向かうこともあるでしょう。そのような場合でも、きちんと話し合うことがやはり重要なのです。

6. グループで学んだことを実生活に応用するよう一生懸命努力してください。多くのメンバーが、学んだことをどのように応用してみるかを

グループで話してから、実生活で試してみて、どうだったかをグループで報告する、というやり方がとても役に立つと言っています。それを繰り返すたびに治療が「現実的」になり、多くのものを得られるようになるということが研究データから示されています。定期的に日記をつけると、セッションとセッションの間に重要な問題から逸れずにいられると多くの人が言っています。外の世界は必ずしも治療グループのようにはならないことを覚えておいてください。まずグループで自分の考えを試し、それがよく考えられたものかどうかをチェックしましょう。

7. 多くの人は、人生がうまくいっていないために、グループ治療に参加します。ですから、最初に聞いたアドバイスをそのまま受け入れて、大きな変化を起こしたいという誘惑に駆られるものです。でも、あなたのアイディアをよく考えてグループの中で話してみるまで、重要な人生の決定は待ってください。

◆グループで守っていただきたいこと

1. 〈秘密を守る〉：グループの中で話したことを口外しないという約束はとても大切なものです。もちろん、自分の体験を親しい人に話したくなることもあるでしょう。でも、その場合でも、人の名前や、人を特定できるような情報をもらさないことは大切なことです。私たちの経験では、守秘義務が破られたということはほとんどありません。どうぞ絶対にグループの外でほかの人のことを話さないでください。あなたもほかの人に自分の話を外でされたくないでしょうから。

2. 〈欠席や遅刻をしない〉：すべてのセッションに参加することと遅刻をしないことはとても大切です。ひとたびグループが始まると、グループとして機能するようになるので、たった1人のメンバーが欠席しても、同じ結果が得られないのです。ですから、あなた自身のためにも、

ほかのすべてのメンバーのためにも、きちんと出席してください。もしも何かの事情で出席ができない場合は、前もって治療者に電話をして話し合うか、少なくとも欠席の理由を伝えてください。そうすればあなたがグループに来られないということがわかるので、あなたが来るまで作業を始めずに待たなくてすみます。外来グループの場合は、旅行や休暇で休むというようなことを話す時間を定期的に持ち、それに対してグループとしてどう対応するかを話し合うことが役立ちます。

3. 〈ほかのメンバーとのつきあい〉：グループは治療の場であって、ほかの社会活動の代用と考えてはいけないということは重要です。グループのほかのメンバーと、グループ以外のところでは絶対に会わないようにしてください。なぜかと言うと、ほかのメンバーと特別な関係を作ってしまうと、グループでの相互作用を通して最大限の効果を得ることが難しくなるからです。友情のために秘密ができたり、話せないことができたりするかもしれません。もし、グループ以外の場で誰かと会ったりした場合は、それをグループで話すことが大切です。そうすれば、その影響を考慮に入れることができるからです。実際に、そのような報告をグループでするように約束をしてもらいます。（注：ソーシャルスキルの学習と応用に重きを置くグループでは、複数のメンバーが一緒にやってみることを勧める場合もあります。）

4. 〈セッションとセッションの間〉：本当に緊急な場合を除いて、グループ以外の場で治療者とメンバーは連絡をとらないのが普通です。連絡をとった場合、それはグループという大きな枠組みの中で捉えられ、治療者がその話題をグループの中で取り上げることもあります。また、グループに参加している間はほかの治療を受けないことをお勧めします。ただし、薬を処方してもらうために医師に会うことだけは例外として認められます。ほかの治療を受ける予定など、気になることは、グループが始まる前に治療者と話し合っておく必要があります。

5. 〈アルコールや薬物使用について〉：グループは個人のデリケートな話をする場ですから、飲酒したり薬物（処方された薬を除く）を使用した状態でセッションに参加しないことが重要です。アルコールや薬物の是非を言っているのではなく、グループで最大限の効果を得ることを妨げるということが問題なのです。一般原則として、アルコールや薬物の影響が著しく見られるときには、セッションから帰るように伝えます。また、グループの部屋では飲食や喫煙も許されません。やはり気が散るからです。

（本資料の出典：Time-managed Group Psychotherapy：Effective Clinical Applications K. ロイ．マッケンジー著 (American Psychiatric Press 1997) 治療目的に限り、コピー可）

付録B
治療開始前に用いるファクトシート
むちゃ食い障害について

　むちゃ食い障害は最近認識されるようになった摂食障害で、アメリカではおそらく何百万という人がかかっていると考えられています。むちゃ食い障害の人は、自分の食べ方をコントロールすることができないと感じながら、非常に大量の食物を頻繁に食べます。神経性大食症（排出型）との違いは、通常、過食後に嘔吐したり下剤を使用したりしない点です。むちゃ食い障害は、専門的で焦点化された治療を必要とする摂食障害です。

1　どうやって自分がむちゃ食い障害であるとわかるか

　私たちのほとんどが、時々は食べ過ぎるものですし、必要以上に食べることが多いと感じている人もたくさんいます。でも、たくさん食べるというだけではむちゃ食い障害だとは言えません。〈むちゃ食い障害の場合は、以下のようになります。〉

- 他人から見ても異常な量の食べ物を食べるというエピソードを頻繁に繰り返す。
- 何をどれだけ食べるかをコントロールできないという気持ちを頻繁に抱く。

● 次の行動や気持ちがいくつかあてはまる。(a)いつもよりずっと速く食べる。(b)気分が悪くなるほど満腹になるまで食べる。(c)空腹でなくても、大量の食物を食べる。(d)過食後には、不快感、抑うつ感、罪悪感などに襲われる。

2 ｜ むちゃ食い障害はどれくらいよく見られ、その危険性のある人とはどんな人か

　むちゃ食い障害の人のほとんどが肥満（標準体重の20パーセント超過）になっていますが、普通の体重の人もいます。アメリカでは、むちゃ食い障害にかかっている人はおそらく全成人の2パーセント、あるいは100から200万人だと考えられます。女性のほうがわずかに多く、患者の比率は女性3人に対し、男性2人です。

　むちゃ食い障害の肥満者は、むちゃ食い障害のない肥満者に比べると、若い年齢で肥満になっていることが多いです。また、体重の増減を頻繁に繰り返すことも多いです（ヨーヨーダイエット）。

3 ｜ むちゃ食い障害の人は自分の体重を減らそうと苦労しているのか

　むちゃ食い障害の人は〈何度も減量に失敗しています〉（減量のあとリバウンドを繰り返しています）。過食によって体重が増えるだけでなく、ダイエットと過食の悪循環に陥ることが多いのです。

4 ｜ この治療プログラムの目的は何か

　ほかの伝統的な減量プログラムと異なり、この治療は摂食障害を治療するために作られています。過食を減らし、なくしていくことによって、結果的に減量効果をもたらします。

5 この治療プログラムで体重はどうなるのか

　研究データによると、むちゃ食い障害の人は過食をやめると体重をコントロールしやすくなることがわかっています。つまり、むちゃ食い障害の人が過食をやめると（食べることをコントロールできないと感じながら大量に食べるのをやめると）、体重を安定させ減らすことに成功しやすくなるのです。

6 対人関係療法がどのように過食に効くのか

　むちゃ食い障害の人は自分のことを「ストレス食い」と言うことが多いものです。実際に、むちゃ食い障害の人の報告によると、過食の引き金として一番多いのは、ネガティブな気持ちです。対人関係療法によって、「ストレス起因性」の過食につながるネガティブな感情や対人関係の問題をうまく扱う方法を学ぶことができます。自分の反応や気持ちをはっきりつかみ、コントロールし、表現することを学べば、自分を落ち着かせたり慰めたりするために食べ物に走らないですむようになります。つまり、自分自身との関係を改善し（食べ物で自分を麻痺させるのではなく、自分の気持ちに注意してはっきりつかめるようになる）、他人との関係を改善できれば、ネガティブな気持ちをコントロールするために食べ物を利用しなくてすむようになるでしょう。自分の気持ちがうまく扱え、他人との関係もうまくいくようになるほど、過食は減っていくでしょう。

7 この治療を受けている間、ほかの減量プログラムに参加してはいけないのはなぜか

　一般の減量プログラムは摂食障害の人を対象に作られたものではありません。ですから、むちゃ食い障害の人に特有の気持ちを扱うことができないのです。実際に、むちゃ食い障害の人は、自分のことを「ダイエットプログラムの落ちこぼれ」と感じていることが多いものです。むちゃ食い障害の人のほとんどが、いくつものプログラムに挑戦してきていますが、長

期的に見ればほとんど成功していません。実は、こういうプログラムに参加すると、むちゃ食い障害の人は自分が失敗者であると感じ、「もっと意志が強ければ成功したのに」と思って終わることが多いのです。過食がコントロールできるようになるまでは、長期的な減量に成功することはほとんどないと私たちは信じています。

8 一般の減量プログラムに参加しないのなら、体重のコントロールのために自分で何をしたらよいのか

　この治療プログラムの焦点は、過食を減らすことにあります。過食という問題に取り組むことによって、食べるパターンが正常化して安定してきますので、体重にも影響を与えるはずです。研究データから言えるのは、過食をやめた人は体重を安定させて減らすことに成功しやすくなるということです。さらに、過食をやめると自分に対してもよい気持ちを持てるようになりますので、健康なライフスタイルと減量の成功につながる行動（適度の運動、健康な気持ちでの食事など）をだんだんと増やしていくことができるのです。

参考文献

Agras, W. S., Walsh, B. T., Fairburn, C. G., Wilson, G. T., Kraemer, H. C. (in press). A multicenter comparison of cognitive-behavioral therapy and interpersonal psychotherapy for bulimia nervosa. *Arch. Gen. Psychiatry*.

Alden, L. E., Wiggins, J. S., and Pincus, A. L. (1990). Construction of circumplex scales for the Inventory of Interpersonal Problems. *Journal of Personality Assessment*, 55, 521-536.

American Psychiatric Association (1994). *Diagnostic and Statistical Manual of Mental Disorders, 4th ed.* Washington, D.C.: American Psychiatric Association.

Angus, L., and Gillies, L. A. (1994). Counseling the borderline client: An interpersonal approach. *Canadian Journal of Counseling*, 28(1), 69-82.

Arnow, B., Kenardy, J., and Agras, W. S. (1995). The emotional eating scale: The development of a measure to assess coping with negative affect by eating. *International Journal of Eating Disorders*, 18(1), 79-90.

Beck, A. T., Rush, A. J., Shaw, B. F., and Emery, G. (1979). *Cognitive Therapy of Depression*. New York: Guilford Press.

Benjamin, L. S. (1974). Structural analysis of social behavior. *Psychological Review*, 81, 392-425.

Bowlby, J. (1982). *Attachment and Loss: Vol. 1. Attachment*, 2nd ed. New York: Basic Books.

Carroll, K. M., and Nuro, K. F. (1997). The use and development of manuals. In K. M. Carrol (Ed.), *Improving Compliance with Alcoholism Treatment*. NIAAA Project MATCH Monograph Series, Vol. 6 (pp. 53-72). NIH Publication 97-143. Bethesda, Md.: National Institute on Alcohol Abuse and Alcoholism.

Costa, P. T., and Widiger, T. A. (Eds.). (1994). *Personality Disorders and the Five-Factor Model of Personality*. Washington, D.C.: American Psychological Association.

Dies, R. R. (1994). The therapist's role in group treatments. In H. S. Bernard and K. R. MacKenzie (Eds.), *Basics of Group Psychotherapy*. New York: Guilford Press.

Fairburn, C. G. (1998). Interpersonal psychotherapy for bulimia nervosa. In J. C. Markowitz (ed.). *Interpersonal psychotherapy* (pp. 99-128). Washington. D.C.: American Psychiatric Press.

Fairburn, C. G., and Beglin, S. J. (1994). Assessment of eating disorders: Interview or self-report questionnaire? *International Journal of Eating Disorders*, 16, 363-370.

Fairburn, C. G., and Cooper, Z. (1993). The eating disorder examination (12th ed.). In C G Fairburn and G. T. Wilson (Eds.). Binge eating: assessment and treatment. New York: Guilford Press.

Fairburn, C. G., Jones, R., Peveler, R. C., Carr, S. J., Solomon, R A., O'Connor, M. E., Burton, J., and Hope, R. A. (1991). Three psychological treatments for bulimia nervosa. *Archives of General Psychiatry*, 48, 463-469.

Fairburn, C. G., Jones, R., Peveler, R. C., Hope, R. A., and O'Connor, M. (1993). Psychotherapy and bulimia nervosa: The longer-term effects of interpersonal psychotherapy, behavior therapy and cognitive behavior therapy, *Archives of General Psychiatry, 50*, 419-428.

Fairburn, C. G., Norman, P. A., Welch, S. L., and O'Connor, M. E. (1995). A prospective study of outcome in bulimia nervosa and the long-term effects of three psychological treatments. *Archives of General Psychiatry, 52*(4), 304-312.

Foley, S. H., Rounsaville, B. J., Weissman, M. M., Sholomskas, D., and Chevron, E. (1989). Individual versus conjoint interpersonal psychotherapy for depressed patients with marital disputes. *International Journal of Family Psychiatry, 10*, 29-42.

Frank, E. (1991). Interpersonal psychotherapy as a maintenance treatment for patients with recurrent depression. *Psychotherapy; 28*(2), 259-266.

Frank, E., Kupfer, D. J., Gibbons, R., Hedeker, D., Houch, P. (1999). Interpersonal and social rhythm therapy prevents depressive symptomatology in bipolar patients. Paper presented at the third International Conference on Bipolar Disorder. Pittsburgh, PA.

Frank, E., Kupfer, D. J., Perel, T. M., Cornes, C. L., Jarrett, D. J., Maillinger, A., Thase, M. E., McEachran, A. B., Grochocinski, V. J. (1990). Three year outcomes for maintenance therapies in recurrent depressions, *Arch. Gen. Psychiatry 47*,: 1093-1099.

Frank, E., Kupfer, D. J., Wagner, E. F., McEachran, A. B., and Cornes, C. (1991). Efficacy of interpersonal psychotherapy as a maintenance treatment of recurrent depression. *Archives of General Psychiatry, 48*, 1053-1059.

Frank, J. D. (1973). *Persuasion and healing: A comparative study of psychotherapy*. Baltimore: Johns Hopkins University Press.

Gabbard, G. O. (1995). *Psychodynamic Psychiatry in Clinical Practice*. Washington, D.C.: American Psychiatric Press, Inc.

Kaul, T. J., and Bednar, R. L. (1994). Pretraining and structure: Parallel lines yet to meet In A. Fuhriman and G. M. Burlingame (Eds.), *Handbook of Group Psychotherapy: An Empirical and Clinical Synthesis* (pp. 155-188). New York: Wiley.

Klerman, G. L., Weissman, M. M., Rounsaville, B. J., and Chevron, E. S. (1984). *Interpersonal Psychotherapy of Depression*. New York: Basic Books.

Krupnick, J. L. (in press). *Interpersonal psychotherapy for PTSD following interpersonal trauma: Directions in psychiatry*. New York: The Heatherleigh Co.

Lipsitz, J. D., Fyer, A. J., Markowitz, J. C., and Cherry, S. (1999). An open trial of interpersonal psychotherapy for social phobia. *American Journal of Psychiatry, 156*, 1814-1816.

MacKenzie, K. R. (1994a). The developing structure of the therapy group system. In H. S. Bernard and K R MacKenzie (Eds.), *Basics of Group Psychotherapy* (pp. 35-59). New York: Guilford Press.

MacKenzie, K. R. (1995). Rationale for group psychotherapy in managed care. In K.R. MacKenzie (Ed.). *Effective use of group therapy in managed care*. Washington. DC: American Psychiatric Press.

—— (1994b). Group development. In A. Fuhriman and G. M. Burlingame (Eds.). *Handbook of Group Psychotherapy: An Empirical and Clinical Synthesis* (pp. 223-268) New York: Wiley.

—— (1997). *Time-Managed Group Psychotherapy: Effective Clinical Applications*. Washington, D.C.: American Psychiatric Press.

Markowitz, J. C. (1994). Psychotherapy of dysthymia. *American Journal of Psychiatry, 151*(8), 1114-1121.

Markowitz, J. C., Kocsis, J. H., Fishman, B., Spielman, L. A., Jacobsberg, L. B., Frances, A. J., Klerman, G. L., and Perry, S. W. (1998). Treatment of depressive symptoms in human

immunodeficiency virus-positive patients. *Archives of General Psychiatry, 55*(5), 452-457.
McKay, M., and Paleg, K. (Eds.). (1992). *Focal Group Psychotherapy.* Oakland, Calif.: New Harbinger.
McKenzie, J., McIntosh, V. V., Jordan, J., Joyce, P., Carter, F., Luty, S., and Bulik, C. (1999, April). Interpersonal psychotherapy for anorexia nervosa. Session presented at the 4th International Conference on Eating Disorders, London.
McRoberts, C., Burlingame, G. M., and Hoag, M. J. (1998). *Group Dynamics: Theory, Research, and Practice, 2,* 101-117.
Meyer, A. (1957). Psychobiology: A Science of Man. Springfield, Ill.: Charles C. Thomas.
Mufson, L., Weissman, M. M., Moreau, D., Garfinkel, R. (1999). Efficacy of interpersonal psychotherapy for depressed adolescents. *Arch. Gen. Psychiatry* 56: 573-579.
Oei, T. P. S., and Kazmierczak, T. (1997). Factors associated with dropout in a group cognitive behaviour therapy for mood disorders. *Behaviour Research and Therapy, 35*(11), 1025-1030.
Parsons, T. (1951). Illness and the role of the physician a sociological perspective. *American Journal of Orthopsychiatry, 21,* 452-460.
Piper, W. E., and Joyce, A. S. (1996). A consideration of factors influencing the utilization of time-limited, short-term group therapy. *International Journal of Group Psychotherapy, 46,* 311-328.
Reynolds, C. F., Frank, E., Dew, M. A., Houck, P. R., Miller, M., Mazumdar, S., Perel, J. M., Kuper, D. J. (1999). Treatment of 70+-year-olds with recurrent depression: Excellent short-term but brittle long-term response. *Am. J. Geriatr. Psychiatry 7:1,* 64-69.
Roller, B., and Nelson, V. (1993). Cotherapy In H. I. Kaplan and B. J. Sadock (Eds.), *Comprehensive Group Psychotherapy,* 3rd ed. (pp. 304-312). Baltimore: Williams and Wilkins.
Russell, D., Peplau, L. A., and Cutrona, C. E. (1980). The revised UCLA loneliness scale: Concurrent and discriminant validity evidence. *Journal of Personality and Social Psychology, 39*(3), 472-480.
Scott, J., and Ikkos, G. (1996). A pilot study of interpersonal psychotherapy for the treatment of chronic somatization in primary care. Paper presented at the First Congress of the World Council of Psychotherapy, Vienna. Austria.
Shapiro, D. A., and Shapiro, D. (1982). Meta-analysis of comparative therapy outcome studies: A replication and refinement. *Psychological Bulletin, 92,* 581-604.
Smith, M. L., Glass, G. V., and Miller, T. I. (1980). *The benefits of Psychotherapy.* Baltimore: Johns Hopkins University Press.
Spanier, C., and Frank, E. (1998). Maintenance interpersonal psychotherapy: A preventive treatment for depression. In J. C. Markowitz (Ed.), *Interpersonal Psychotherapy* (pp. 67-97). Washington, D.C.: American Psychiatric Press.
Spanier, C., Frank, E., McEachran, A. B., Grochocinski, V. J., and Kupfer, D. J. (1996). The prophylaxis of depressive episodes in recurrent depression following discontinuation of drug therapy: Integrating psychological and biological factors. *Psychological Medicine, 26,* 461-475.
Stuart, S. (1999). Interpersonal psychotherapy for postpartum depression. In L. Miller (Ed.), *Postpartum Psychiatric Disorders* (pp. 143-162). Washington, D.C.: American Psychiatric Press.
Suchman, E. A. (1965a). Social patterns of illness and medical care. *Journal of Health Behavior, 6,* 2-16.
—— (1965b). *Stages of illness and medical care. Journal of Health Behavior, 6,* 114-128.
Sullivan, H. S. (1953). *The Interpersonal Theory of Psychiatry.* New York: W. W. Norton.
Swartz, H. A., and Markowitz, J. C. (1998). Interpersonal psychotherapy for the treatment of

depression in HIV-positive men and women. In J. C. Markowitz (Ed.), *Interpersonal Psychotherapy* (pp. 129-155). Washington, D.C.: American Psychiatric Press.

Tillitski, C. J. (1990). A meta-analysis of estimated effect size for group vs. individual vs. control treatments. *International Journal of Group Psychotherapy, 40,* 215-224.

Tschuschke, V., and Dies, R. R. (1997). The contribution of feedback to outcome in long-term psychotherapy, *Group, 21*(1), 3-15.

Tschuschke, V., MacKenzie, K. R., Haaser, B., and Janke, G. (1996). Self-disclosure, feedback, and outcome in long-term inpatient psychotherapy groups. *Journal of Psychotherapy Practice and Research, 5*(1). 35-44.

——— (1996b). Body dysmorphic disorder: A cognitive behavior model and pilot randomized controlled trial. *Behavior Research and Therapy, 34*(9), 717-729.

Waltz, J Addis, M. E., Koerner, K., and Jacobson, N. S. (1993). Testing the integrity of a psychotherapy model protocol: Assessment of adherence and competence. *Journal of Consulting Clinical Psychology, 61,* 620-630.

Weissman, M. M. (1995a). *Mastering Depression: A Patient's Guide to Interpersonal Psychotherapy.* Albany, New York: Graywind Publications.

——— (1995b). *Patient Assessment Forms Workbook for Interpersonal Psychotherapy Program for Depression.* Albany, N.Y.: Graywind Publications.

Weissman, M. M. and Bothwell, S. (1976). Assessment of social adjustment by patient self-report. *Archives of General Psychiatry, 40,* 1111-1115.

Weissman, M. M., Markowitz, J. C., and Klerman, G. L. (2000). *Comprehensive Guide to Interpersonal Psychotherapy.* Albany, New York: Basic Books.

Wilfley, D. E. (1999, April). Treatment of binge eating disorder: Research findings and clinical applications. In B. T. Walsh (Chair), *Integrating Research and Clinical Practice.* Plenary session presented at the meeting of the 4th International Conference on Eating Disorders. London.

Wilfley, D. E., Agras, W. S., Telch, C. F., Rossiter, E. M., Schneider, J. A., Cole, A. G., Sifford, L., and Raeburn, S. D. (1993). Group cognitive-behavioral therapy and group interpersonal psychotherapy for the nonpurging bulimic: A controlled comparison. *Journal of Consulting and Clinical Psychology, 61,* 296-305.

Wilfley, D. E., Frank, M. A., Welch, R., Spurrell, E. B., and Rounsaville, B. J. (1998): Adapting interpersonal psychotherapy to a group format (IPT-G) for binge eating disorder: Toward a model for adapting empirically supported treatments. *Psychotherapy Research, 8,* 379-391.

Wilfley, D. E., Welch, R. R., Stein, R. I., Saelens, B. E., Dounchis, J. Z., and Matt, J. E. (1999, November). The psychological treatment of BED: A controlled comparison of CBT and IPT. Presented at the Eating Disorders Research Society, San Diego, California.

Yalom, I. D. (1995). *The Theory and Practice of Group Psychotherapy,* 4th ed. New York: Basic Books.

索引

【あ】

IPT（interpersonal psychotherapy）
　　　　　　5,6,7,8,9,11,12,13,14,15,18
IPT-G（interpersonal psychotherapy for group）
　　　　　　　　　　　　36,43,44,58
アタッチメント（愛着）理論　　　7
アルコール　　　　　　26,28,44,203

【い】

EDE（Eating Disorder Examination）　44
行き詰まり　　　　　　　55,121,122
異常な悲哀反応　　　　　　　　117

【う】

うつ病　　5,7,8,910,25,38,44,50,52,54,72
　　　　　88,95,100,109,116,119,125,142
　　　　　　　　　　148,149,151,193

【か】

外傷後ストレス障害（PTSD）　　　6
回復のプロセス　　　　　　　52,83
顔合わせ　　　　　　　20,21,33,34
　　──のステージ　　　　　20,34
患者の役割　　　　　　　　　　9
感情　　　　　　　　　　　94,100
　　──の抑制　　　　　　　　100
感情表現の奨励　　　　　　　　164

【き】

期間限定グループ　　　22,27,30,37,38

希死念慮　　　　　　　　　　　26
規準　　　　　　　　　　29,33,81
気分変調症　　　　　　　　　　6
技法　　　　　　　　　　　　157
境界性パーソナリティ障害　　　　6
凝集性　　　12,20,23,24,25,29,37,81,82,86
共同治療　　　　　　　　　　　31

【く】

薬　　　　　　　　　　　　　203
　　──を処方　　　　　　　202
グループ開始前の個人面接　　　44
グループ精神療法　　　　　　　22
グループの構成　　　　　　　　23
グループの終結ステージ　　　　35
グループの発達　　　　19,20,21,33
　　──ステージ　　　　19,20,21
グループのプロセスを進めやすくする技法
　　　　　　　　　　　　　　157
グループの要約　　　　　　17,183
グループの枠組　　　　　　　　23
グループプロセス　　　　　　　33
グループへの適用　　　　　　　12
グループ前の個人面接　　　　　78
グループ療法　　　　　　24,75,194
　　──のスケジュール　　　　24

【け】

経済的　　　　　　　　　　　　22
欠席　　　　　　　　　　　　178

【こ】

構造	29
行動的アプローチ	8
個人面接	14,16,17,44
コミュニケーション分析	19,163

【さ】

再交渉	55,121,122
作業	21
作業のステージ	20,34
作業の段階	85
サリヴァン, H.S.	6,21

【し】

死	116,119
CBT(認知行動療法)	30
自殺	180
自殺企図	44
自助マニュアル	192
実証的データ	22
質問	175
質問票	44
社会恐怖	6
社会の縮図	18
終結	11,20,21,144
──期	11,21,35,144
──のステージ	20
重要な他者	8,10,116,121
出席	178,202
守秘義務	26,28,76,77,183,184,201
症状	173
初期	9,21,81
神経性大食症（BN）	5,204
神経性無食欲症	6
身体醜形障害	6
進歩	149
──を振り返る	149

【せ】

精神分析	30,37
──グループ	37
摂食障害	32,44,51,142,149,151
セッション数	24

【そ】

総括	91
双極性気分障害	5
相互作用	18,33,35
──アプローチ	18
喪失体験	54,116
ソーシャルスキル	10,16,56,129

【た】

対人学習	12
対人関係機能	60,63
対人関係グループ	37
対人関係質問項目	9,14,45,58,59,64,76,81,182
対人関係上の役割をめぐる不和	8,10,15,16,55,73,121
対人関係の欠如	8,10,15,16,56,74,75,135,159
対人関係の実験室	15,75
対人関係の振り返り	96
対人関係の問題領域	8
対人関係の領域	15
対人関係への焦点づけを強める技法	182
対人関係療法	5
他人の話	76,77,112,113,173

【ち】

違いを認識する	20,21,34
──ステージ（differentiation stage）	20,34
遅刻	178
中期	10,21,114
治療開始前の準備	26,28
──チェックリスト	28

索引

213

治療外でのつきあい	27
治療技法	11
治療姿勢	11,18
治療者の積極性	29
治療成果の維持	150
治療目標	15,45,57,67
沈黙	169

【て】

DSM-IV-TR	9,193
敵意	176

【と】

闘争ステージ（conflict stage）	34
投薬	9,27,28,43
独占	171

【に】

認知的アプローチ	8

【は】

パーソナリティ病理	25

【ひ】

悲哀	8,10,15,54,72,116,146,159
BDI（ベック抑うつ尺度）	44
評価	43,57,183
病者の役割	45,51,76,83

【ふ】

ファクトシート	48
フィードバック	102,199
フォローアップ面接	153
プリント	26,28,76

【ほ】

ボウルビー, J.	7
ほかのグループ療法モデル	36

【ま】

マイヤー, A.	6
慢性身体化障害	6

【む】

難しい患者の扱い方	168
むちゃ食い障害（BED）	5,25,48,51,53,70,90,94,105,129,152,204

【め】

明確化	162
メンバー選定のチェックリスト	25
メンバーの役割	93

【も】

目標	67,70,72,73,74,85,116,121,128,135,157
——に取り組む	104
——の修正	98
喪の作業	54,116,117
問題領域	8,10,45,53,87,159,193

【や】

ヤーロム対人関係／相互作用	30
薬物	26,28,44,203
役割の変化	8,10,15,55,73,128,159
役割をめぐる不和	159

【よ】

要約	167
4つの問題領域	10

【ら】

ラポール	26

【り】

離別	55,121,123

訳者あとがき

　本書は、Interpersonal Psychotherapy for Groupの邦訳である。原書はIPT-G（グループ対人関係療法）について初めて出版された著書であり、本書はIPT-Gについて初めて出版された日本語の訳書ということになる。

　IPT（対人関係療法）を初めて訳書という形で日本に紹介したのが1997年のことだが、その前後から、自らの臨床経験を通して、また、実際に臨床に応用してくださった臨床家の方たちの情報から、IPTが日本人に非常に合った治療法であるということを実感してきている。もともとは米国で開発されたものだが、対人関係が抑圧され、コミュニケーション・スキルを高める機会に乏しい日本だからこそ、IPTが大きな効果を示すのだと考えている。

　IPTはもともとうつ病の治療法として開発されたものであり、うつ病の治療法としては、1995年のアメリカの消費者ガイドで支持された後、アメリカ精神医学会（APA）のうつ病の治療ガイドラインでも有効な治療法として位置づけられている。そしてそれにとどまらず、本書の第1章で記されているように、ほかの障害にも適応が広がってきている。特に摂食障害については、長期予後も含めて研究データが豊富にあり、うつ病とならんでIPTの重要な対象であることが理解されている。私も主に摂食障害の患者さんたちにIPTを用いてきたが、治療期間が終わった後にもさらなる改善が続くというIPTに独特の治療効果には感銘を受けてきた。

　対象となる疾患だけでなく、その手法についても、電話面接のスタイル、予防法としての活用など、さまざまな可能性が試みられている。その一つの発展の形が、本書で詳述されているグループ形式である。グループ療法

の利点としては、グループの凝集性が支持的な雰囲気を作り出し、それが患者の自尊心を高めることなど、各手法に共通するものもあるが、特にIPTの場合には、「対人関係の実験室」としてのグループの意義は大きい。自分の対人関係パターンのくせを知り、新たな対人関係パターンを試してみる場としてグループでの相互作用がすでに治療としての力を持っている。この点は、個人IPTにはないグループの利点と言えるだろう。それでも、グループはあくまでも「実験室」であって、本当の目標は実生活における対人関係にある、というところは、個人IPTと同じ姿勢である。

　本書の症例は、主にうつ病とむちゃ食い障害を中心に構成されている。うつ病は日本でもありふれているが、むちゃ食い障害については、臨床現場ではまだそれほど顕在化していないという印象を持っている。日本では、むしろ、神経性大食症のほうがまだまだ圧倒的に多いだろう。それでもなお、著者も述べているように、むちゃ食い障害と並存しやすい状態（不安障害、うつ病、パーソナリティ障害など）については、本書の内容が役に立つし、神経性大食症についても、対人関係パターンと過食の関係に気づいた上で対人関係の問題領域を解決していく本書の手法が十分に活用できるものである。

　翻訳に当たっては、日本の臨床で役立つことを第一に考えた。第1章では、うつ病そのものについての説明などを割愛し、できる限り簡略化し、初めてIPTに触れる人に読みやすい形となるよう試みた。また、原書の第9章「治療者のトレーニングと臨床への適用」は、米国のシステムの中でのみ意味を持つ章であるため省略した。同じく、付録の一部「よく使われる質問票」は、日本語の質問票としては入手不可能なものも多く、研究目的以外の方にはあまり有用ではないと考えられたため、省略した。これらの作業の結果、本書が、原書の価値を失わないまま、日本の臨床で広く利用しやすい形となっていることを祈るものである。

また、原書が出版されたのは2000年だが、その後、アメリカ精神医学会（APA）の「精神疾患の診断・統計マニュアル」（DSM）は、DSM-IVの改訂版であるDSM-IV-TRが出版され利用されている。本書でDSM-IV

を取り上げている箇所は、DSM-IV-TRの中でも変わっていない部分であるので、臨床的なわかりやすさを優先させ、本文中ではDSM-IV-TRと書き直させていただいた。

　本書は、IPT-Gについて知りうる唯一の書であると同時に、IPTそのものについてもある程度理解できる内容になっている。それでも、臨床現場で個人IPTを実際に行おうと考える方には、『うつ病の対人関係療法』（岩崎学術出版社）をお勧めする。また、IPTは、精神疾患の治療という枠内だけでなく、日常のストレス・マネジメントにも有効である。IPTの戦略と技法を、どのようにストレス・マネジメントに生かすかということに関心のある方は、拙著『自分でできる対人関係療法』（創元社）をお読みいただければ幸いである。

　最後に、『うつ病の対人関係療法』を翻訳するきっかけを与えてくださった恩師・慶應義塾大学の大野裕教授、IPTについてその歴史から最近の情報まで幅広くご指導くださった創始者の、マーナ・M・ワイスマン教授に深い謝意を表します。また、本書を米国から私のもとにいち早く届けてくれた大切な友人であるコロンビア大学のキャスリーン・M・パイク博士、日本語訳を許可してくださり細々とした質問にも対応してくださった著者デニス・ウィルフリィ博士（現在はワシントン大学医学部精神科）、本書の出版を寛大にもお引き受けくださり編集に多大なご尽力をくださった創元社の渡辺明美さん、翻訳に際してご協力をくださった斎藤登志子さんに心から感謝を申し上げます。また、IPT-Gが日本において必ず有用であるというインスピレーションを与えてくださった多くの患者さんに、感謝申し上げます。

◆著者紹介……………………………………………………………………

デニス・E・ウィルフリィ（Denise E. Wilfley, Ph.D.）
サンディエゴ州立大学／カリフォルニア大学の臨床心理学共同博士課程プログラムの心理学助教授および摂食・体重障害センター長。IPTをグループ形式（IPT-G）にはじめて適用。

K・ロイ・マッケンジー（K. Roy MacKenzie, M.D.）
ブリティッシュコロンビア大学の精神医学の臨床教授。集団療法について広く文献を発表。

R・ロビンソン・ウェルチ（R. Robinson Welch, Ph.D.）
サンディエゴ州立大学／カリフォルニア大学の臨床心理学共同博士課程プログラムの摂食・体重障害センター臨床部長。

バージニア・E・エアズ（Virginia E. Ayres, Ph.D.）
個人開業の臨床心理士。ギャノン大学大学院で心理学の講義を担当。

マーナ・M・ワイスマン（Myrna M. Weissman, Ph.D.）
IPT創始者のひとり。コロンビア大学の医学部およびジョセフ・L・メイルマン公衆衛生学部の精神医学・疫学教授。ニューヨーク州立精神医学研究所臨床・遺伝疫学部長。最近の共著、『対人関係療法の総合ガイド』を含む対人関係療法の著書を広く手がけている。

◆訳者紹介……………………………………………………………………

水島広子（みずしまひろこ）
慶應義塾大学医学部卒業・同大学院修了（医学博士）。摂食障害をはじめとする思春期前後の問題や家族の病理、漢方医学が専門。慶應義塾大学医学部精神神経科勤務を経て、現在、慶應義塾大学医学部客員講師（精神神経科）。2000年6月～2005年8月、衆議院議員として児童虐待防止法の抜本改正などに取り組む。1997年に共訳『うつ病の対人関係療法』（岩崎学術出版社）を出版して以来、日本における対人関係療法の第一人者として臨床に応用するとともに普及啓発に努めている。
主な著書に、『自分でできる対人関係療法』（創元社）、『専門家がやさしく教える「うつ病」』（PHP研究所）、『「やせ願望」の精神病理～摂食障害からのメッセージ』（PHP新書）、『国会議員を精神分析する』（朝日選書）、『親子不全＜キレない＞子どもの育て方』（講談社現代新書）、『やりたいことは、やってみよう！』（大和書房）、『セクハラ これが正しい対応です』（共著、中央経済社）などがある。

グループ対人関係療法
うつ病と摂食障害を中心に

2006年1月20日第1版第1刷　発行

編　者……………
デニス・E・ウィルフリィ
K・ロイ・マッケンジー
R・ロビンソン・ウェルチ
バージニア・E・エアズ
マーナ・M・ワイスマン

発行者……………
矢部敬一

発行所……………
株式会社 創元社
http://www.sogensha.co.jp/
本社 〒541-0047 大阪市中央区淡路町4-3-6
Tel.06-6231-9010　Fax.06-6233-3111
東京支店 〒162-0825 東京都新宿区神楽坂4-3 煉瓦塔ビル
Tel.03-3269-1051

印刷所……………
株式会社 太洋社

©2006, Printed in Japan
ISBN4-422-11346-1

〈検印廃止〉
本書の全部または一部を無断で複写・複製することを禁じます。
落丁・乱丁のときはおとりかえいたします。

自分でできる対人関係療法

水島広子［著］

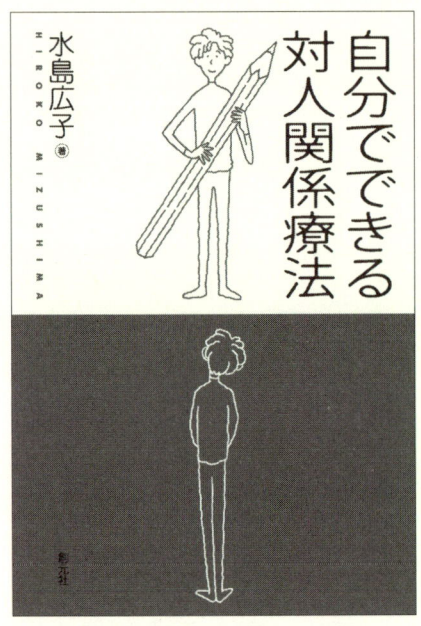

四六判・並製・176頁・1,300円

対人関係、なかでも配偶者や子ども、恋人、親友など、最も身近な人たちとの関係は心の健康に大きな影響力をもつ。本書は、身近な事例を豊富に取り上げて、一般の読者が自分で対人関係療法を試せるように工夫された初めての入門書。

表示の価格には消費税は含まれておりません